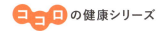

ココロの健康シリーズ

心の病を治す
食事・運動・睡眠
の整え方

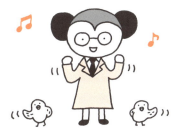

国立精神・神経医療研究センター
神経研究所 疾病研究第三部・部長
功刀 浩 著
Hiroshi Kunugi

本書内容に関するお問い合わせについて

このたびは翔泳社の書籍をお買い上げいただき、誠にありがとうございます。弊社では、読者の皆様からのお問い合わせに適切に対応させていただくため、以下のガイドラインへのご協力をお願い致しております。下記項目をお読みいただき、手順に従ってお問い合わせください。

●ご質問される前に

弊社Webサイトの「正誤表」をご参照ください。これまでに判明した正誤や追加情報を掲載しています。

正誤表　　　　https://www.shoeisha.co.jp/book/errata/

●ご質問方法

弊社Webサイトの「刊行物Q&A」をご利用ください。

刊行物Q&A　　https://www.shoeisha.co.jp/book/qa/

インターネットをご利用でない場合は、FAXまたは郵便にて、下記"翔泳社 愛読者サービスセンター"までお問い合わせください。
電話でのご質問は、お受けしておりません。

●回答について

回答は、ご質問いただいた手段によってご返事申し上げます。ご質問の内容によっては、回答に数日ないしはそれ以上の期間を要する場合があります。

●ご質問に際してのご注意

本書の対象を越えるもの、記述個所を特定されないもの、また読者固有の環境に起因するご質問等にはお答えできませんので、あらかじめご了承ください。

●郵便物送付先およびFAX番号

送付先住所　　〒160-0006　東京都新宿区舟町5
FAX番号　　　03-5362-3818
宛先　　　　　（株）翔泳社 愛読者サービスセンター

●免責事項

※本書の内容は、2018年12月現在の法令等に基づいて記載しています。
※本書に記載されたURL等は予告なく変更される場合があります。
※本書の出版にあたっては正確な記述につとめましたが、著者や出版社などのいずれも、本書の内容に対してなんらかの保証をするものではなく、内容やサンプルに基づくいかなる運用結果に関してもいっさいの責任を負いません。
※本書に記載されている会社名、製品名はそれぞれ各社の商標および登録商標です。

はじめに

●便利さは人間の健康にとって脅威

　現代はさまざまな発明、発見によって便利になり、高度に文明化されています。

　食事は豊富にあり、おいしい食品が巷にあふれています。1日中電気をつけて生活できるし、車で遠くの場所に行くことができます。人類の祖先がやっていたように、食糧を探すために長時間歩き続ける必要はありません。バーチャルリアリティ（映像）によって、世界中の場所を居ながらにして見ることができるし、ゲームなども無制限に楽しむことができます。

　そうして、人は「高度に文明化された場所」が大好きで、田舎よりも都会に集まりがちです。筆者が住んでいる東京は、どんどん人口が増えていき、朝のラッシュアワーでは、電車に乗るとまったく身動きがとれなくなることが日常茶飯事です。

　自然や緑に触れられる空間が少ない都会では、見渡す限りアスファルトとビル街といった人工的な環境に囲まれて、騒音も多く、ストレスを抱える機会も増えることになります。

　このように、「便利さ」は、人間の健康にとって大きな脅威となってはね返ってくることもあるのです。

●人類の歴史は食糧をめぐる闘いの歴史だった

　遥か昔、文明化以前の人類は狩猟採集生活を送ってきました。なんらかの「部族」あるいは「家族」に属し、それぞれが協力して日々の食糧を得て、「その日暮らし」をしていたと考えられます。そのころは明日の食糧の保証がないことから、体内に「脂肪」などのエネルギーを蓄える仕組みを備えるようになりました。また、飢餓が日常的な問題であることから、ある程度の飢餓に耐えられる遺伝子が発達し、「多少の飢餓にも耐えられる遺伝子をもった人達」が生き残ってきたと考えられます。

　しかし、その後、人類は「農耕」という食糧を生産することを開発し、備蓄できる仕組みを考案しました。「明日の食糧」を心配しないでも済むシステムを考え出したのです。

　これは初期の文明と呼ばれます。世界の4大文明（エジプト文明、メソポタミア文明、インダス文明、黄河文明）は、いずれも大きな河川流域に農耕文化が開花しました。

　農耕が始まると、必然的に「土地の所有」が始まります。誰でも肥沃な土地に住みたくなります。また、人口が増えれば野山を切り開いて耕地にする「開拓」が必要になります。肥沃な土地や開拓地は貴重

なので、農耕をしている部族単位の間で奪い合いが始まります。

　日本でも2〜3世紀に邪馬台国が台頭するまでの間、非常に多くの部族が互いに争い合っていた時代があったとされています。「明日の食糧」を確保するために人々は争い、殺し合いに発展したこともあったことでしょう。

●人類の文明化に伴う「負の側面」がメンタルヘルスを脅かす

　しかし、「いつ殺されるかわからない」状況では「明日の食糧が保証」されていても安心して生活ができません。そこで、必然的に帰着したのが、「最も戦いに強い」人たちが武力をもって争いが起こらないようにする仕組みです。これが「国」のもとになったと考えられます。日本では、「武士」と呼ばれる戦いを専門にする人たちの中で殺し合いが起き、誰が一番強いのかはっきりさせることによって、新しい平和な時代が始まるという、「政治」の大きな変化が何度かありました。

　いうまでもなく、世界でも同じことが起きました。ヨーロッパの「文明国」がさらなる富を求めてアジアやアフリカの国々の肥沃な地帯を武力で植民地化しました。2度の世界大戦も起きました。

　人類の「文明化」や「歴史」というのは、あらまし以上のようなことであります。

　つまり、先にイノベーションに成功したほうがその場を制圧するが、イノベーションはいいことばかりではないということです。ここでいうイノベーションとは、たとえば日本史における種子島伝来の鉄砲であり、イギリスの産業革命だったり、ライト兄弟の飛行機であったりするのです。

　今までにない画期的なことでそれまでの歴史は急展開し、人々は豊かさを享受し、便利を喜び、一方では、それによって戦争が起き、多くの人々が亡くなります。

　イノベーションとは、ひと言でいえば、それまでの常識が変わるほど社会を大きく動かす技術革新や衝撃的な出来事、新たな概念を指す言葉といえます。

　本書の初めになぜこのようなことを書いたかというと、こうした文明化、イノベーションに伴って起こるさまざまな負の現象が、人類のメンタルヘルスに大きくかかわってきていると考えられるからです。

●ようやく手に入れた「便利」がストレスの原因

　今や、電車やバスに乗ると乗客のほとんど全員がスマートフォンに夢中になり、画面に見入ってい

ます。オフィスでは1日中パソコンに向かい、プライベートでもスマートフォンを見続ける生活があたりまえのようになっています。ネット依存、ゲーム依存、スマホ漬けという言葉も生まれています。ツイッター、フェイスブック、インスタグラムといったSNS（ソーシャル　ネットワーキング　サービス）などに束縛されて自由な時間が持てない、まさに「メディア拘束ストレス」（筆者の造語）に現代人の多くはおちいってしまったかのようです。

　今では日常生活に不可欠なパソコンやネットワークもイノベーションの成果といえます。でもパソコンが一般の人にも普及しはじめた1980年代に、現在のインターネット全盛を予想した人はどれほどいたことでしょう。こうして高度に発達した産業や文化によって、現代社会は多くのストレスをかかえる社会になってしまいました。イノベーションがいいことばかりではないことのわかりやすい例ではないでしょうか。

　便利になった現代では、飽食によるエネルギー過多や加工食品の摂取で起こる栄養不足、人工的な光によって起こる睡眠─覚醒のリズムの乱れ、運動不足などがストレスとなって、脳と体の健康を脅かしています。このように私たちが知らずしらず受けている現代特有のストレスを、私は「隠れストレス」と呼んでいます。人類の長い歴史の中で、飢えや寒さなどのストレスから逃れるためにようやく手に入れた便利な生活が、新たなストレスを生み出しているのですから皮肉としかいいようがありません。

　便利とはほど遠い我々の祖先である狩猟採集民族では、うつ病にはならないという研究報告もあります。ここで重要なことは、文明化はメンタルヘルス（のみならず種々の生活習慣病に対しても）に悪影響を及ぼすことが少なくないということです。

　今では心の病も生活習慣病の1つと考えられています。なかでも「うつ病」はストレス性疾患といわれる病気で、慢性的なストレスが原因となって徐々に発症していきます。

　こうした心の病に立ち向かうにはどうすればいいのか？　生活習慣を改善すればいいのか？

　ヒントは本書をお読みになればわかります。精神疾患を改善するのは薬だけではありません。心の病と予防や治療に役立つ食事、運動、睡眠を含めライフスタイル全般について、最新の研究結果に基づいた対処法を紹介します。

2018年12月

功刀　浩

CONTENTS

はじめに……003

本書を読む前に……010

PART 1 心の病に潜む現代型「隠れストレス」

1 「うつ病」とは……012

2 便利さがもたらす現代のストレス……014

3 うつ病増加の陰にある「隠れストレス」とは？……016

4 ［食の問題］放っておくと誰もがおちいるエネルギー過剰と栄養不良……018

5 ［運動の問題］現代人の運動不足は深刻……020

6 ［睡眠の問題］現代は「眠らない」「眠れない」社会……022

7 生体リズムをコントロールする体内時計のお話……024

8 ストレスに強い生活習慣と弱い生活習慣……026

9 明るい気持ちも、落ち込みも脳内の神経伝達物質が決めている……028

10 ストレス太りはホルモンのしわざだった……030

11 じわじわ続く長期ストレスが脳を傷つける……032

12 メタボは脳にも悪かった！……034

13 心の病気があると食生活が乱れがち……038

14 「うつ病で肥満」だと認知機能が低下する？……040

15 うつ病は生活習慣が引き起こす「心の炎症」……042

16 心の病気になったとき、回復が早い人と遅い人の差はここにあった……044

〔ここだけ読んでもわかる！〕PART1の超まとめ……046

PART 2 食事のとり方が脳の健康を左右する

1 うつ病のリスクを減らす朝食の力……048

2 うつ病や認知症のリスクを上げる食事と、下げる食事……050

3 伝統的な日本食も注目されている……052

4 コンビニ食・外食でも上手に栄養バランスをとるコツ……054

5 気をつけたい4つの嗜好品……056

6 心の病は歯から？　よく噛むことの効用……058

7 デンタルケアはメンタルケア……060

8 誰かと食事をともにする「共食」の力……062

〔ここだけ読んでもわかる！〕PART2 の超まとめ……064

PART 3 最新研究でわかった 「元気脳」と「栄養素」の関係

1 脳で感じたストレスはダイレクトに腸に反映する？
腸と脳の密接な関係……066

2 脳にも影響を及ぼす腸内細菌叢（腸内フローラ）に注目を……068

3 「腸活」で脳を元気に健やかに！……070

4 ［心が整う栄養素①］魚の油、EPA と DHA をとることの効用……072

5 ［心が整う栄養素②］アミノ酸系は神経伝達物質の原料に。
肉も食べよう！……074

6 ［心が整う栄養素③］うつうつ気分は葉酸不足が原因？……076

7 ［心が整う栄養素④］心の病気を持つ人はビタミン D 不足にもご用心！……078

8 ［心が整う栄養素⑤］その体調不良は、ミネラル不足が原因かも？……080

9 精製されていない穀物はメンタルを強化する……082

10 緑茶は理想的なハーブティー……086

11 うつ病や統合失調症の症状改善が期待できる緑茶の力……088

〔ここだけ読んでもわかる！〕PART3 の超まとめ……092

PART 4 運動はメンタル機能全般に絶大な効果がある！

1 運動不足は、脳の萎縮を招く……094
2 運動が苦手な人、忙しい人も始められる「1日5分間ウォーキング」……096
3 続けるコツは「低い目標で達成感を得る」こと……098
4 特別な運動をしなくても生活の中で活動量を上げればOK……100
5 運動と睡眠の心地よい関係……102
6 運動を楽しもう！……104
7 運動する時間帯に注意……106
8 運動で脳の新しい神経回路が生まれる……108
〔ここだけ読んでもわかる！〕PART4の超まとめ……110

PART 5 心の病を遠ざける働き方・余暇の過ごし方

1 「1日8時間労働」というとらわれ……112
2 長時間労働はうつ病に直結する……114
3 残業はあくまでも例外措置と考えよう……116
4 効率よく働くために知っておきたいこと……118
5 自分に向いた仕事をする……120
6 気をつけたい光ブルーライト……122
7 インターネットやゲームにはまると生活がすべて破壊される……124
8 「メディア拘束ストレス」を避ける……126
9 休日は「ゆる登山」のすすめ……128
〔ここだけ読んでもわかる！〕PART5の超まとめ……130

PART 6 脳を守り脳を修復する睡眠の力

1 生活習慣の基本としての睡眠……132

2 不眠と肥満の悪循環に気をつけよう……134

3 自分に合った生活リズムを決めよう……136

4 ［よい睡眠をとるためのポイント①］寝床との付き合い方……138

5 ［よい睡眠をとるためのポイント②］環境づくり……140

6 ［よい睡眠をとるためのポイント③］してはいけないこと……142

7 週末の寝だめよりも 20 分間の昼寝……144

8 睡眠時無呼吸症候群に要注意……146

9 その他よくみられる睡眠障害……148

10 睡眠薬との賢い付き合い方……150

11 人間本来のリズムで生活にメリハリを！……152

〔ここだけ読んでもわかる！〕PART6 の超まとめ……154

ふろく

心の健康を保つためのライフスタイル 50 のポイント……156

COLUMN

1 日本最初の糖尿病患者？　藤原道長……036

2 歴史の中でみる「精白米」と「脚気」のお話……084

3 いろいろな栄養素をとるポイント　……091

本書を読む前に

　日本では心の病の治療は、心身の休養、薬物療法、精神療法が中心ですが、近年の研究によって食生活や運動、睡眠などが脳の健康にも深く影響していることがわかってきました。

　この本では、多くの研究によりあきらかになった、脳の健康によい生活習慣をできるだけわかりやすくまとめましたが、長い文章を読むのがつらい人は、各PARTの最後にある「超まとめ」だけを読めば、内容がわかるようになっています。また、左ページの短い文章を読んでもポイントがわかるように構成されています。

　巻末には「心の健康を保つためのライフスタイル50のポイント」をまとめています。本書は元気になるための本です。気楽に構えて、マイペースで読んでみてください。

《付属データのご案内》
次のデータは、以下のサイトからダウンロードできます。
- 「心の健康を保つためのライフスタイル50のポイント」
- 脚注〔本文中に（1）（2）と掲載〕の参考文献

https://www.shoeisha.co.jp/book/download/9784798157733

注意
※付属データに関する権利は著者および株式会社翔泳社が所有しています。許可なく配布したり、Webサイトに転載したりすることはできません。
※付属データの提供は予告なく終了することがあります。あらかじめご了承ください。

PART 1

心の病に潜む現代型「隠れストレス」

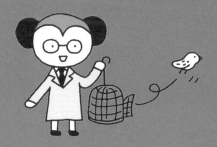

PART1　心の病に潜む現代型「隠れストレス」

「うつ病」とは

うつ病は、憂うつな気分が続いて、
物ごとへの興味・関心や喜びがなくなる病気です。
日本では、年々うつ病の患者さんが増えていることが知られています。
どんな人が、どんなきっかけでなりやすいのでしょうか？

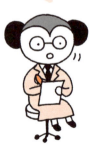

憂うつな気分が2週間以上続いたら、要注意です！

《うつ病の症状》
- □憂うつな気分
- □何をやっても楽しくない
- □食欲や体重の変化
- □不眠や過眠
- □体を動かすのが億劫／落ち着かない
- □疲れやすく気力がない
- □生きている価値がないと感じる／自分を責める
- □思考力や集中力が減退
- □死にたい・消えてなくなりたいと考える

012

うつ病が増えている

　厚生労働省の調査によると、わが国のうつ病など気分障害患者の数は、1999年に44万人だったものが、2014年には112万人となりました。わずか15年の間に患者数が2.5倍以上に増えました。うつ病の治療を受けていない人も含めると、実際は、その何倍も患者さんがいると推定されています。典型的なうつ病を、正式には「大うつ病性障害」と呼びます。

治療の柱として注目される生活習慣の指導

　うつ病になりやすい性格としては責任感や正義感が強い、几帳面、律儀、仕事熱心などが挙げられます。うつ病の誘因は男性の場合、職場の変化（仕事量の増加や異動、昇進など）が多く、経済的な問題もうつ病の誘因になりやすいものです。女性では家庭内の葛藤や出産、引っ越し、恋愛問題など。自分の病気や、近親者の病気や死などは男女に関係なく誘因になります。

　うつ病の治療は①心身の休息、②環境調整（負担になっているストレスを減らす）、③心理療法（ストレスにうまく対処できるように指導・トレーニングを行う）、④薬物療法などの4本柱で行われていますが、近年になり5本目の治療の柱として、食生活などの生活習慣の指導が有効であることを示すエビデンス（科学的根拠）が増え、注目されています。

　うつ病は原則として治る病気です。うつ病を重くしないためには、本人や周囲が早めにうつ病のサインに気づいて負担になっているストレスを減らし、食事や睡眠、運動などの生活習慣を見直すことが大切です。

PART1 心の病に潜む現代型「隠れストレス」

便利さがもたらす現代のストレス

人類は長い間飢えや寒さと闘ってきました。
テクノロジーが発達した現代ではその心配はほとんどなくなりました。
寒い冬も、暖房の効いた部屋でアイスクリームをほおばったりします。
しかし、便利さと引き換えに新たなストレスが生まれました。

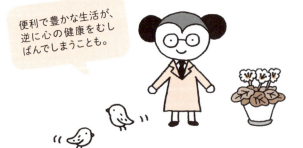

便利で豊かな生活が、逆に心の健康をむしばんでしまうことも。

現代人は飢えや寒さのストレスからは遠ざかったけれど……

　現代は高ストレス社会といわれていますが、みなさんはストレスというとどのようなことを思い浮かべますか？　職場や家庭での人間関係や仕事のプレッシャーなどを思い浮かべる人が多いのではないでしょうか。

　でも、それだけではありません。暑さや寒さ、痛みや病気なども大きなストレスになります。私たちの祖先は、飢えや寒さ、病気など物理的、肉体的なストレスから逃れて生き延びるために、さまざまな仕組みや道具を発明してきました。詳しくは「はじめに」（p.3参照）に書きましたが、文明と闘争の歴史を歩んで便利な暮らしを手に入れたのです。

うつ病増加の陰にある現代型のストレス

　そして今、私たちは飢えや寒さなどのストレスからは逃れることができましたが、ライフスタイルの変化やめまぐるしい情報の波に翻弄されて、新たなストレスを抱えることになりました。それは、対人関係や仕事のストレスのように自覚できるものもあれば、知らずしらずのうちに心や体をむしばんでいくストレスもあります。それが現代型の「隠れストレス」です。

　うつ病になる主な要因に仕事や人間関係の葛藤による精神的なストレスが挙げられますが、うつ病が多い背景にはこの「隠れストレス」があると考えられます。

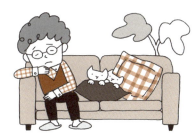

PART1　心の病に潜む現代型「隠れストレス」

うつ病増加の陰にある「隠れストレス」とは？

自覚できる精神的なストレス以外にも、
乱れた食事や睡眠、運動不足といった「隠れストレス」が、
じわじわと脳の神経細胞を傷つけて、
うつ病などの発症リスクを高めます。

ストレスホルモンが増加すると、学習や神経細胞の保護に重要な「脳由来神経栄養因子（BDNF：brain derived neurotrophic factor）」が減っていきます。

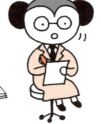

016

3つの現代型生活習慣が引き起こす「隠れストレス」

　隠れストレスは、食事、運動、睡眠の乱れが引き起こす現代型のストレスです。次節から詳しく述べますが、飽食の時代といわれる現代ではエネルギー過剰と栄養不良という2つの食生活上の問題が起こっています。さらに現代人は総じて運動不足であり、慢性的な睡眠不足に悩んでいます。仕事へのプレッシャーや将来への不安、対人関係の悩みなど精神的なストレスに加えて、日常的にくり返されるこうした不健康な生活習慣があると、それが「隠れストレス」となって心の健康をむしばんでいきます。

　私たちの体はストレスにさらされるとコルチゾールなどのストレスホルモンを分泌してストレスに対抗しようとしますが、ストレスホルモンの分泌が過剰になると脳の神経細胞を傷害されることがわかっています。これがうつ病の発症につながるのです。

　反対に食事や運動、睡眠のバランスがとれた生活を送っていると、ストレスホルモンが過剰にならないこともわかってきました。

現代の隠れストレス

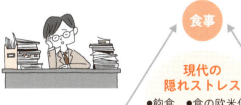

食事、睡眠、運動の乱れは互いに影響し合って、隠れストレスをつくります。精神的なストレスは自覚できますが、隠れストレスは知らずしらずのうちに脳と体にダメージを与えて病気を発症させます。

PART1　心の病に潜む現代型「隠れストレス」

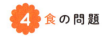
4 食の問題

放っておくと誰もがおちいるエネルギー過剰と栄養不良

ここからは「隠れストレス」をつくる3つの要素について、
もう少し詳しく説明していきましょう。
最初は食の問題です。

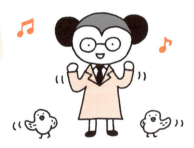

丼物、カップラーメン、ファストフードばかり食べている人は「太っているけど栄養失調」になりがちなんです。

「いかに食べすぎを防ぐか」が現代人の食の悩み

　2018年に公開された環境省の統計によれば、2015年の食品廃棄物等は約2,842万トン、このうち本来食べられたにも関わらず捨てられた食品ロスは、約646万トンと推計されています。これは世界の食糧援助の合計よりも多いのです。そうして、皮肉なことに多くの人が肥満で悩んでいます。つまり現代の日本は「明日の食糧を心配する」のではなく「どうやって食べすぎずに済むのか」という、これまで人類が出会ったことのない難問に悩まされることになったのです。

太っていても栄養不良

　人類は食糧が乏しい状況でも生存できるよう、飢餓に耐えるための遺伝子を子孫に残してきました。言い換えれば、飢えに強い遺伝子は持っていても「食べすぎ」に対処できる遺伝子を持つ人はいないと考えられます。現代のように飽食やエネルギー過剰摂取の状態になると健康を維持できず、メタボリック症候群や糖尿病などさまざまな病気を発症してしまうのです。

　もう1つの問題点は、栄養素の欠乏です。現代は食糧があり余っているのですから、栄養も十分すぎるくらいとっていると思われるかもしれません。しかし白米中心の丼物や麺類、ファストフードなどおいしいところだけを食べ、野菜の少ない食事ではビタミン、ミネラル、食物繊維、ポリフェノールといった重要な栄養素がとれません。このことは、カロリー過多で肥満していても、栄養失調という皮肉な事態を招いています。

PART1　心の病に潜む現代型「隠れストレス」

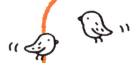

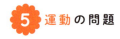
5 運動の問題

現代人の運動不足は深刻

座ってパソコンを眺めるだけで1日を過ごす人が急増し、
現代人の運動不足はかなり深刻な状態になっています。
運動不足は体だけでなく脳の健康にも悪い影響を及ぼします。

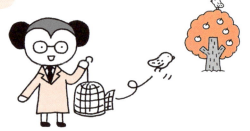

運動不足もうつ病のリスクになり、病状も悪化させます。座りすぎていませんか？

日本人の歩行数は年々減少傾向に

　人間が人間たるゆえんの1つは、直立二足歩行をすることにあります。人間は、その特異な身体構造を活かし、狩猟・採集により食べ物を探すのに長距離移動してさまざまな食べ物を採取していたのです。しかし、現代の先進国では、歩行による長距離の移動は必要なくなりました。

　1日の歩行数は減少し、2003年から2013年までの間に、男性はおよそ平均7,500歩／日から7,100歩に、女性はおよそ6,760歩／日から6,250歩へと、男性は400歩、女性はさらに多く510歩も減っています。

運動不足はメンタルヘルスにも悪い影響を与える

　身体活動量の低下や運動不足は、身体や心臓を健康に保つためにはよくないのは明らかですが、最近、精神疾患の発症リスクとなり、経過を悪化させる要因にもなることがわかってきました。

　運動不足は、車社会の進行のみならず、スマートフォンやパソコンの普及によってさらに助長されています。それは大人も子どもも同じです。

　現代の子どもたちの中には、公園でサッカーをするより、公園にスマートフォンを持ちよって別々にゲームをして、点数を競っていることも多くなったようです。ゲーム依存は運動不足と表裏一体の関係にあります。

　AI（人工知能）搭載の家事労働のロボット化が進めば、運動不足はさらに深刻になるでしょう。現代人は家事や歩行など日常的な身体活動が減ったことにより、深刻な運動不足におちいっているのです。

PART1　心の病に潜む現代型「隠れストレス」

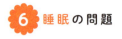

6 睡眠の問題

現代は「眠らない」「眠れない」社会

ストレス解消の基本は睡眠にあります。
良質な睡眠がとれれば、脳は昼間受けたストレスの刺激から回復します。
しかし睡眠不足が続くと、
ストレスから回復できない→うつ病の発症→不眠→病状悪化
という負のスパイラルにおちいってしまいます。

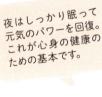

夜はしっかり眠って元気のパワーを回復。これが心身の健康のための基本です。

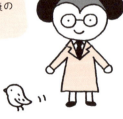

50年の間に大きく様変わりした就寝時間

　深夜のコンビニエンスストアの灯りや、パソコン、スマートフォンの画面など、現代人は深夜も強い光にさらされています。パソコンやスマートフォン画面が放つブルーライトは、脳を覚醒させ入眠を妨げます。

　NHKの調査によれば、夜10時に起きていた人の割合は、50年前は20％（『日本人の生活時間』日本放送協会放送文化研究所編／1963年）であったものが、現代では寝ている人の割合が20％（2015年国民生活時間調査）と、寝ている人と起きている人の割合が逆転しているという結果が出ています。このように人類はたった50年間（現生人類が5万年前からであるとすれば、その歴史のわずか1,000分の1の期間）で、とても大きなライフスタイルの変化を遂げたことになります。

　夜型生活によって睡眠―覚醒リズムが乱れやすくなるのも現代の「隠れストレス」の1つで、うつ病のリスクを上げています。

慢性の睡眠不足がうつ病のリスクを上げる

　また、慢性の睡眠不足は慢性のストレスと表裏一体の関係にあります。慢性の睡眠不足は、うつ病を発症する大きな要因となります。

　うつ病になると不眠になるうえ、昼は元気に活動できないために、睡眠の質がさらに悪化し、眠っても何度も目が覚める途中覚醒や早朝覚醒が多くなります。ストレスと睡眠の質の低下とうつ病症状は互いに手に手をとって負のスパイラルを形成していくのです。

PART1 　心の病に潜む現代型「隠れストレス」

生体リズムをコントロールする体内時計のお話

体内時計という言葉をご存知ですか？
2017年のノーベル生理学医学賞は体内時計をコントロールする
「時計遺伝子」の研究だったので、ご存知の方も多いかもしれません。
体内時計が脳と体の健康のカギを握っているのです。

夜、ブルーライトやお店の強い照明などを浴びると、睡眠ホルモンのメラトニンが分泌されにくくなり、体内時計の睡眠と覚醒のリズムが乱れます。休日の寝だめは、体内時計を後ろにずらしてしまうので要注意。

《体内時計を乱しやすいのはこんな人》
☐ 朝なかなか起きられない
☐ 朝日が入らない部屋で眠っている
☐ 朝食を食べない
☐ 夜、コンビニエンスストアやスーパーマーケットなど明るい店に行くことが多い
☐ 夜遅くまで、パソコンやスマートフォンを見ている
☐ 電気をつけたまま眠る
☐ 休日に寝だめをする

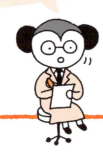

体内時計の調整に重要な朝の光と朝ご飯

　私たちの体には体内時計があって、睡眠や覚醒をコントロールしています。また、ホルモン分泌のリズムや代謝、自律神経の調節なども体内時計が刻む生体リズムの1つです。脳や皮膚、血管、臓器など、体内のほぼすべての細胞には時計遺伝子が存在して、生体リズムを刻んでいます。その親時計となるものが脳の「視交叉上核」という部位にあって、各器官の時計遺伝子の針を同調させることがわかってきました。

　地球の自転周期は24時間周期ですが、体内時計はそれより少し長いのです。放っておくと体内時計がずれていきますが、毎朝、太陽の光と食事の刺激で体内時計が24時間にリセットされています。

体内時計の乱れが自律神経を乱し病気を引き起こす

　体内時計の働きがうまくいかないと、集中力の低下や倦怠感などさまざまな不調が起こるだけでなく、糖尿病や高血圧などの生活習慣病やうつ病などが発症しやすくなることがわかっています。また、季節性うつ病（p.79参照）も体内時計の乱れから起こると考えられています。

　ヒトの体には、太陽ともに目覚めて昼は活動し、夜は眠るという基本的なリズムが刻まれています。どんなに時代がかわっても私たちの体内時計は太古と同じリズムを刻んでいます。就寝時間が不規則でも、毎日同じ時間に起き、朝日を浴びて朝食をとることを心がけましょう。体内時計がリセットされると脳の働きもよくなって、仕事や勉強のパフォーマンスも上がります。

PART1　心の病に潜む現代型「隠れストレス」

ストレスに強い生活習慣と弱い生活習慣

　うつ病になりやすい生活習慣があります。夜はゲームやインターネットにのめりこむなど、生活が夜型になることです。

　ゲームをしながら、往々にラーメンや丼物、菓子パンなどの夜食を食べるので、朝は睡眠不足でおなかが減りません。朝にしっかり太陽の光を浴びる時間もなく、朝食もとらずに半分眠りながら出勤します。仕事を始めても集中力が上がらず、能率が悪いために仕事がはかどりません。そうこうしているうちにあっという間に退社時間となりますが、やるべき仕事も済んでいないため、残業に突入です。

　残業中は、コンビニエンスストアで買ってきた栄養バランスの悪い食べ物をデスクで食べ（孤食）、夜遅くに帰宅。家族と食卓を囲むこともなく、自室でゲームやインターネットで盛り上がります。このような生活を送っていては食のアンバランス、運動不足、睡眠不足とうつ病リスクを上げる要因がそろってしまい、うつ病まっしぐらということになります。

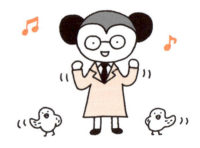

ストレスに強い生活習慣

　十分な睡眠をとり、できるだけ決まった時間に起床して、朝の光を浴び（通勤中に朝日を浴びるのでけっこうです）、バランスのとれた朝食をおいしくとりましょう。朝日によって脳の体内時計が、食事によって体の体内時計がリセットされ、活動モードに入ります。集中力が出て仕事の能率もあがるので、長時間労働になりません。適度な運動や身体活動もできます。

　早めに帰宅し家族と食卓を囲みます。家族との会話の中で、その日にあった嫌なことや気になることは吐き出してしまいましょう。その後、リラックスタイムに入り、就寝。これがうつ病になりにくい生活習慣です。

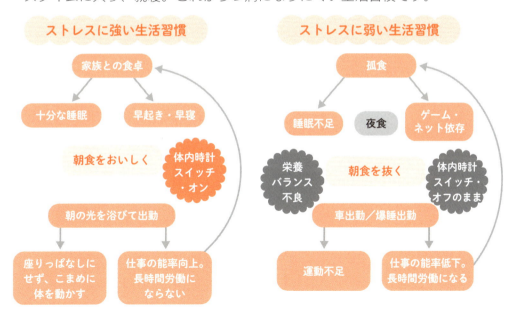

PART1　心の病に潜む現代型「隠れストレス」

明るい気持ちも、落ち込みも脳内の神経伝達物質が決めている

前向きで明るい気持ちになるときもあれば、
ちょっとしたことで、心がもやもやして沈み込んだり……。
私たちの心に起こるさまざまな気持ちは、
実は、脳内の神経伝達物質の働きが大きく影響しています。

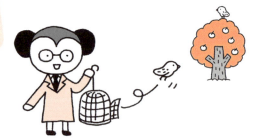

神経伝達物質とBDNFは、心の元気と健康のキーワード。覚えておいてくださいね。

脳内伝達物質の量は、多すぎても少なすぎてもダメ

　意欲がわかない、元気が出ないといったうつ病の症状は、脳の神経細胞の活性が低下して起こります。そのカギを握るのが神経伝達物質です。

　ちょっとむずかしい話になりますが、ヒトの脳には約1千億個ともいわれる神経細胞があり、その神経細胞の間を神経伝達物質という化学物質をキャッチボールすることによって情報が伝達されます。さまざまな種類の情報伝達物質がありますが、脳の中心部から精神活動をコントロールする神経伝達物質として、気分にかかわるセロトニン、快感や意欲にかかわるドーパミン、集中力や緊張にかかわるノルアドレナリンなどがあります。

　ところが、なんらかの原因で神経伝達物質の量が過剰になったり不足すると、健康な精神活動ができなくなっていきます。その結果、脳の働きのバランスが崩れて心の病気を発症するのです。うつ病の人の脳内では、モノアミン神経伝達物質（セロトニン、ドーパミン、ノルアドレナリンなどの総称）と、脳を元気にする BDNF（脳由来神経栄養因子／ p.33 参照）という物質が不足して気分や感情を調節する機能が低下していると考えられています。

脳は、生活の見直しでつくりかえられる!?

　神経伝達物質の原材料になるのが毎日の食事から摂取する栄養素です。そして、バランスのよい食事、適度な運動と十分な睡眠は、BDNF を増やし、脳が健康な方向に向かうようにつくりかえてくれます。

PART1　心の病に潜む現代型「隠れストレス」

10

ストレス太りは
ホルモンのしわざだった

強い不安や緊張など、急激に強いストレスがかかると
途端に食欲がなくなったり、反対に、ストレスが
たまっているときはなぜか食欲が旺盛になって、
カロリーの高いものばかりが食べたくなる—
こんな経験はありませんか？

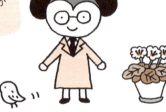

ストレスホルモンと食欲には深〜い関係があるのです。

030

急激なストレスは食欲を低下させる

　急激なストレスが加わると自律神経の交感神経が優位になり、脈拍や血圧が上がり、全身の筋肉に血液が送られて体が緊張します。これは闘争／逃走反応と呼ばれるもので、動物が命の危険を察知したときに起こる身体反応です。ひとたびストレス環境に身を置くと、アドレナリンやノルアドレナリン、コルチゾールなどストレスホルモンと呼ばれるホルモンが分泌されて、体は瞬時に「闘うか／逃げるか」の準備態勢に入るのです。

　また強い不安を感じると、脳の視床下部のホルモン（コルチコトロピン放出ホルモン＝CRH）が働いていて食欲が抑えられます。敵に攻撃されているときは、食事どころではないからです。一般に強いストレスが一時的にかかると食欲がなくなるのは、こうしたホルモンの働きによるものです。

じわじわストレスこそが、ストレス太りの原因

　一方、慢性的なストレスを受けていると、ストレスホルモンのコルチゾールが常に多い状態になります。コルチゾールは食欲を高めるニューロペプチドYという物質の分泌を促したり、食欲を抑えるレプチンを減らしたりする結果、空腹感や食欲が出てくるのです。またラットを容器に入れ身動きできない状態にしたところ、食欲が低下し体重が減りましたが、ラットのしっぽをピンセットではさむ程度のストレスを与え続けると、甘いミルクや脂肪分の多いエサを食べることが増えたとの実験結果があります。

PART1 心の病に潜む現代型「隠れストレス」

じわじわ続く長期ストレスが脳を傷つける

職場や家庭の人間関係など慢性的なストレスは、
ストレス太りを招くだけでなく、
脳を傷つけることが
近年の研究でわかってきました。

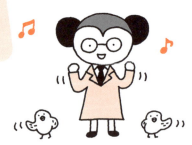

うつうつと悩むストレスには、食事と運動で、脳へのダメージを予防しましょう。

多くの心の病気では、脳を元気にする物質「BDNF」が減っている

　私たちはストレスを受けると、ストレスホルモンといわれるコルチゾールが大量に分泌されてストレスに対抗しようとします。

　コルチゾールはストレスに対処するために必要なホルモンですが、長期間ストレスを受けてコルチゾールの過剰な分泌が続くと、「BDNF（脳由来神経栄養因子）」という物質の生成が低下してしまうことがわかっています。BDNFとは脳の神経細胞（ニューロン）を活発にしたり保護したりする物質。学習や記憶にも重要な役割を果たしています。そのBDNFが比較的高濃度で存在しているのが、脳の中でも記憶をつかさどる海馬という領域です。BDNFが減ると、海馬の神経細胞がダメージを受けて萎縮し、記憶力が低下することが知られています。うつ病をはじめ、認知症や統合失調症など多くの心の病で、海馬のBDNFが減少していることがわかっています。

食事や運動でBDNFを増やしてストレスに対抗

　ストレスが続くと脳への影響が気になります。でも、運動や食事によってBDNFを増やすことができるのです。たとえば魚の油に含まれるEPA（エイコサペンタエン酸／p.72参照）や、緑黄色野菜などに多く含まれる葉酸（p.76参照）、緑茶成分のテアニン（p.87参照）は、BDNFの量を増やすことが知られています。BDNFは、運動によっても増えることがネズミの実験によって示されています。うつうつ悩みがちな人ほど、BDNFの増加を助ける栄養素や、運動でストレスに対抗しましょう。

PART1　心の病に潜む現代型「隠れストレス」

メタボは
脳にも悪かった！

うつ病の人はやせたイメージがあるようですが、
ストレス太りになる人が多いのです。
近年は肥満やメタボリック症候群など
生活習慣病がうつ病の発症リスクと関連することを
示唆する研究結果が次々と発表されています。

脳の健康を保つためには、メタボ対策が第一歩と心得てくださいね！

メタボリック症候群とうつ病のリスクは双方向の関係だった！

近年は、うつ病とメタボリック症候群には深い関連性があることが多くの研究から示されています。メタアナリシス（より正しい結論を導くために科学的根拠の統合をめざす統計手法。メタ解析とも）によれば、肥満はうつ病のリスクを 1.5 倍に高め、うつ病はまた肥満のリスクを 1.5 倍に上げる結果[1]が出ています。さらに食べすぎや運動不足が原因で起こる、Ⅱ型糖尿病は、うつ病のリスクを 1.6 倍に高めるという報告[2]や、日本の職域の調査では、うつ症状の高い人は、そうでない人に比べて 8 年後のⅡ型糖尿病の発症リスクが 2.3 倍になったという報告[3]もあります。うつ病だけではありません。統合失調症や双極性障害などの病気を持つ人はさらに、肥満や糖尿病などメタボリック症候群になる頻度が高いことがわかっています。

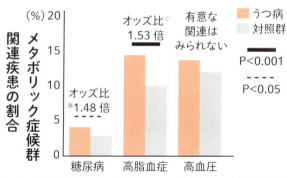

うつ病と関連する生活習慣病 うつ病患者 1,000 人、対照群 10,876 人

筆者らが解析した 11,876 人を対象としたウェブ調査[4]。11,876 人中うつ病を発症したと答えた人は 1,000 人。残り 10,876 人を比較対照群とした。うつ病になったことのある人たちは、そうでない人たち（対照群）に比べて、糖尿病、高脂血症を持っている人の割合が統計的に有意に高かった。

【※オッズ比】ある事象の起こりやすさを 2 つの群で比較して示す統計学的な尺度。ある要因を持つ者の割合が疾患群と非疾患群で同じ場合はオッズ比＝ 1 であり、1 より大きい場合、ある要因は疾患への発症リスクが高いことが、オッズ比が 1 より小さい場合はその要因は罹患のリスクが低くなることが示唆される。

COLUMN 1

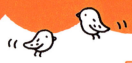

日本最初の糖尿病患者？
藤原道長

＊急増する糖尿病患者。記録に残る日本の患者第1号は平安貴族

　前節でも述べましたが、うつ病と関係の深い病気に糖尿病があります。日本の糖尿病の患者数は、戦後70年で著しく増えています。

　厚生労働省の「国民栄養調査（2016年）」によると、糖尿病有病者と予備群はいずれも約1,000万人と推計されています。患者と予備群を合わせると、約2,000万人にものぼるのですから、糖尿病はまさに国民病といえるでしょう。

　糖尿病には、Ⅰ型とⅡ型があり、日本人の糖尿病のほとんどが、食べ過ぎや栄養過多、運動不足によるⅡ型糖尿病です。

　日本で急に糖尿病が増えたのは、ライフスタイルの変化によるものだと考えられています。

　現代病ともいえる糖尿病ですが、実はその歴史は意外と古く平安時代にさかのぼります。

　平安中期に権勢を極めた藤原道長は、糖尿病であったことが知られています。自分の娘を天皇の妻とし、天皇と親戚関係となって権力を得た道長は、時の権力者となりました。

＊栄耀栄華を極めた藤原道長の憂うつ

　　この世をば　我が世とぞ思う　望月の
　　　　　　　　欠けたることも　なしと思えば
　藤原道長が祝宴で詠んだ有名な一句です。
　この歌は「この世は自分のためにあるものだ。自分は満月のように欠けたところは何もない」という意味が込められています。
　自分の娘を天皇の妻とし、天皇と親戚関係となって権力を得て栄華を極めた道長ですが、実はこの歌を詠んだときに、道長は糖尿病を患ってヒトにとって最も大切な「健康」というものを欠いていたというわけです。
　さらに当時、藤原道長は、パニック障害のような症状にも悩まされていたと記録されています。意欲も低下していたことから、不安障害とうつ病とに罹患していたとも考えられるのです。
　糖尿病はおそらく最高権威に上り詰めていたことによる飽食が原因と考えられます。平安時代に糖尿病になるなんて、よほど美食をしていたのでしょう。周囲の下級貴族は、道長に取り立ててもらおうといろいろおいしい物をつけ届けたのかもしれません。
　このように糖尿病は"ぜいたく病"であるといえます。庶民は、最近までぜいたくをすることはできませんでしたが、現代は飽食の時代となり、昔の人の"ぜいたく病"が蔓延するようになったといえます。

PART1　心の病に潜む現代型「隠れストレス」

心の病気があると食生活が乱れがち

前節では、うつ病とメタボリック症候群には、
双方向の関係があるというお話をしました。
ここではうつ病と生活習慣との関係を見ていきましょう。

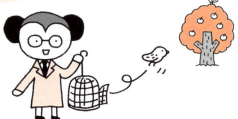

生活リズムが乱れて、夜食や間食をしていませんか？

うつ病になると簡単に肥満体型になってしまう

　メタボリック症候群とうつ病、食生活・運動との関連については、筆者らが解析した 11,876 人の日本人が参加した大規模ウェブ調査[4]でも興味深い結果が得られました。うつ病経験があると答えた 1,000 人と、うつ病経験がないと答えた 10,876 人の食事や運動習慣を比較したところ、うつ病にかかったことがあると答えた人はそうでない人と比べて肥満の割合が 1.6 倍多く、やせすぎの人も 1.3 倍多いことがわかりました。また、うつ病になったことのある人はそうでない人に比べて肥満や脂質異常が多く、間食や夜食の頻度が高いことがわかりました。そのほかにも朝食をほぼ毎日食べる人が少なく、運動習慣のある人も少ないという結果が得られました。

　うつ病になると、家に引きこもり気味になって体を動かすことが減ります。その一方で、生活リズムが崩れて、朝食を抜いたり、夜食や間食をするので、肥満体型になりがちです（うつ病の急性期に見られる食欲低下は比較的早期に治ることが多くあります）。病状を長引かせないためには薬による治療と同時に、食生活や運動を見直すことが大事です。

うつ病と生活習慣病の関係

不健康な生活習慣や肥満やⅡ型糖尿病などを改善すれば、うつ病を予防できる可能性がある。

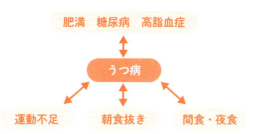

PART1　心の病に潜む現代型「隠れストレス」

「うつ病で肥満」だと認知機能が低下する？

メタボだけではありません。
最近の筆者らの研究で、うつ病で肥満の人ほど
認知機能が低下することもわかってきました。

うつ病→肥満→認知機能低下の負の連鎖に見舞われないよう肥満気味の人は減量を！

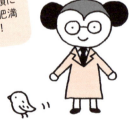

肥満の改善は社会復帰の1つのカギになる

うつ病になると、気分の落ち込みや興味・関心が低くなりますが、加えて、記憶や学習、問題解決能力、巧緻運動(細かい指の動きが要求される運動)などの認知機能が低下することが知られています。そのため、家庭や職場でうつ病発症前にはできていたことができなくなって、社会復帰が遅くなる場合があります。

肥満すると脳の構造的な変化が見られる

肥満患者の灰白質・白質の構造変化

皮質では両側の前頭回、側頭回、視床の体積が減少

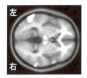 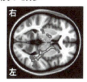

白質では内包・左視放線の拡散異方性(神経ネットワーク)が低下

肥満の人の脳画像。左の画像からは一部の皮質(大脳の神経細胞層)の体積が小さくなっており、右の画像からは白質において神経ネットワークも低下していることがわかる。
(出典) Hidese et al, 2017

筆者らが行った研究では、特にBMI〔体重(kg)÷身長(m)^2〕が30以上の肥満患者は認知機能が低いことがわかりました。また、脳の画像診断では、うつ病でBMI30以上の人は、BMI30未満のうつ病の人と比べて脳の一部の皮質体積が縮小し、神経ネットワークが低下していることがわかりました(左画像参照)。このことから、うつ病で肥満の人は認知機能が低下することが示されました。言い換えれば減量をすると脳の形態にプラスの効果をもたらすことが期待されます。肥満の改善は早めの社会復帰につながる可能性があります。

PART1 心の病に潜む現代型「隠れストレス」

うつ病は生活習慣が引き起こす「心の炎症」

肥満、メタボリック、糖尿病の人はうつ病になりやすく、
生活習慣病を持つ人はうつ病になりやすい
というお話をしてきましたが、ではなぜ、そうなるのでしょうか。
ここではそのメカニズムに注目してみましょう。

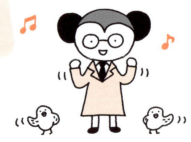

うつ病も肥満や糖尿病と同じ生活習慣病の1つなのです！

生活習慣病から体内に起こった慢性的な炎症がうつ病のリスクを高める

　食生活や生活習慣の乱れから肥満やメタボリック症候群、糖尿病など生活習慣病になった人は、体内組織に慢性的な軽度の炎症が起きていて、炎症性サイトカインという物質が血液中に放出されています。このことがうつ病のリスクを高めるのではないかと考えられるようになってきました。

　炎症性サイトカインが増えると、脳の免疫系を担うミクログリアという免疫細胞が活性化し、そのことにより脳を障害する物質の生成が増えます。最近ではうつ病や統合失調症などの患者でミクログリア過剰活性化が報告されています。

うつ病の多くは生活習慣病と関連して発症

　一方、炎症サイトカインは耐糖能異常（血液中のブドウ糖の利用に異常が生じた状態）も引き起こします。インスリンは血糖を下げる働きがありますが、脳においては摂食・エネルギー代謝の調節に加え、神経の保護や神経栄養作用を持つことが知られています。耐糖能異常によってインスリンが十分に働かないと、記憶力や認知力などが急速に低下するおそれがあることもわかってきました。

　生活習慣病と深く関連するうつ病は、うつ病全体のかなりの部分を占めていると考えられています。一方でこれらの生活習慣病を治療するとうつ病の症状も改善することが少なくありません。うつ病治療には生活習慣病のコントロールと食生活の見直しが欠かせません。

PART1 心の病に潜む現代型「隠れストレス」

16

心の病気になったとき、回復が早い人と遅い人の差はここにあった

同じ治療をしていても、回復の早い人と遅い人がいます。
そのポイントは、生活習慣の改善にあります。
生活習慣が改善されれば、
治療との相乗効果によって回復も早まります。

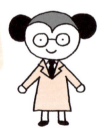

生活習慣を改善できれば、ストレスを寄せつけない体質もつくれるので一生ものの対策に。

日常生活の積み重ねが病気の経過を左右し、予防にもつながる

　心の病気の治療は、薬物療法や精神療法が柱になりますが、さまざまな研究から、近年は食事、運動、睡眠などの生活習慣の改善が病気の予防回復に大変有効であることがわかり、治療の柱の1つとして注目されています。

　食事や運動、睡眠など生活習慣をかえて「元気脳をつくる生活習慣」を身につけられれば、病気の回復が早まるだけでなく、うつ病などの再発を起こしにくくします。

心の病気の治療における5つの柱

1 過度にストレスのある生活を送らないこと。
2 定期的に通院をして医師とよくコミュニケーションをとり、正しく薬を飲む（薬物療法）。
3 必要に応じて心理療法（認知行動療法などを）を受け、生活場面での対処法を身につける。
4 リハビリテーション（作業療法やデイケア復職プログラム）を行う。
5 食事や運動といった生活習慣に気をつけ、バランスのとれた栄養をとることや太りすぎやメタボリック症候群にならないこと。

特に5の生活の改善は、本人が積極的に進められる有効な治療法として近年重要視されています。
健康生活を継続するのは簡単なことではありませんが、1日も早く回復が進むようトライしてください！

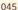

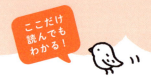

PART 1 の 超 ま と め

- [ ] **隠れストレス**がうつ病のリスクを高める。
- [ ] 隠れストレスはエネルギーの過剰摂取と、「**栄養不足**」「**運動不足**」「**睡眠不足**」の３不足がつくっている。
- [ ] ホルモン分泌や自律神経の調整などが生体リズムをつくる。体内時計が乱れると、**能力が発揮できなくなり**、ストレス耐性も弱まる。
- [ ] 朝日を浴びて、朝食を食べて**体内時計をリセット**しよう。
- [ ] テンションが上がったり、下がったりする気持ちの変化は、**脳の神経伝達物質**が関係している。
- [ ] 長期に続く「**じわじわストレス**」がストレス太りをつくり、脳を傷つける。
- [ ] 肥満、糖尿病、メタボリック症候群の人は**うつ病や認知症のリスクが高い**。
- [ ] **肥満、糖尿病、メタボリック症候群**をコントロールすると、うつ病、認知症などの症状も改善する。
- [ ] 「うつ病で肥満」の人は認知機能も低下しやすい傾向がある。**肥満改善**は早めの社会復帰につながる。
- [ ] **生活習慣を改善**できた人は病気の回復も早いし、再発もしにくい。
- [ ] 心の病気の回復には、薬物療法、心理療法が行われるが、自分で**生活習慣の改善**を心がけることは効果絶大。

PART 2

食事のとり方が脳の健康を左右する

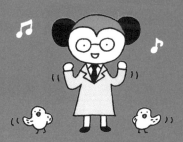

PART2 食事のとり方が脳の健康を左右する

① うつ病のリスクを減らす朝食の力

みなさんは、朝食をしっかり食べていますか？
若い世代ほど朝食抜きの傾向が強いようです。
でも、脳と体の健康にとって、
朝食はとても大事な要素になります。

> 朝食づくりが大変な人は、コンビニエンスストアで売っている雑穀のおにぎりと具だくさんの味噌汁でも。

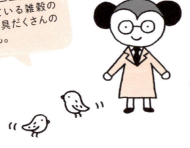

朝食をとる人はうつ症状が少ない

ワシントン大学の研究[1]では、朝食をしっかりとる、睡眠を十分にとる、運動をするといった生活習慣を持つ青年はうつ症状が少ないことがわかりました。筆者らによる日本人1万人以上の調査でも朝食を食べる人はうつ病になったことが少ない結果が出ています[2]。またインドで学生を対象に行った研究[3]でも、朝食をとる人ととらない人とでは、朝食をとる人のほうが、栄養状態がよく、運動・活動量が多く、さらに勉強時間が増え、うつ症状も少ないことが報告されています。

朝食は体内時計のリセットに重要

朝食をとることは、1日の体のリズムを整える意味からも有益です。毎朝起きたら朝日を浴びて、朝ご飯を食べることにより、脳と体に目覚めのスイッチが入って、昼間の活動量が上がるのです。おいしく朝食を食べるためには、夕食は軽めにして夜食はやめること。また夜更かししないで早めに寝ることがポイントになります。いきなり早く寝ようとしてもなかなか寝られないものですが、早起きをすると、夜は自然に眠くなって早寝になっていきます。

《理想的な朝ご飯》
- **主食**：玄米や雑穀ご飯（量は控えめ）
- **おかず**：豊富な野菜（おひたし、温野菜、サラダ、煮物など）＋たんぱく質（卵焼きや目玉焼きなど卵料理、納豆や冷ややっこ、焼き魚など）
- **汁物**：キノコや豆腐、人参、大根など具だくさんの汁物
- **デザート**：ヨーグルトなどの乳製品、果物
- **飲み物**：緑茶、コーヒー、フレッシュジュース

PART2　食事のとり方が脳の健康を左右する

❷ うつ病や認知症のリスクを上げる食事と、下げる食事

ピザやハンバーガー、加工肉、ポテトチップス……。
食事の欧米化にともない、こうした食事を多くとりがちですが、
そういったものばかり食べていると、
脳にも悪影響を与えることがわかっています。
たくさんの栄養素をとるには、食事スタイルの見直しが大事です。

高カロリーで低栄養の食べ物でおなかがいっぱいになっても、脳の健康に必要な成分はとれないこと、覚えておきましょう。

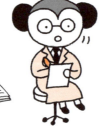

050

「地中海式食事」をとる人はうつ病発症率が少ない

「地中海式食事」は、欧米では、健康食の代名詞のようになっています。事実、欧米諸国における過去12研究による合計157万人を対象としたメタアナリシス（メタ解析）によると、野菜や果物、種実類、豆類、魚介類、オリーブ油、穀類、適量の赤ワインによる地中海式食事をとる人は、一定期間での死亡率が低く、心臓病、がん、アルツハイマーやパーキンソン病などの神経変性疾患のリスクが低いことが明らかになりました[4]。健康な大学卒業生を対象にうつ病発症を4年間調査したスペインの研究[5]では、うつ病を発症したのは1万人中約500人で、地中海式食事スコアが高かった人はそうでない人に比べてうつ病の発症率が少ないことが報告されています。

口当たりはよくても、大事な栄養素が失われている

日本人の食事は、欧米化に伴い、ミートパイや加工肉（ハム、ソーセージ、ベーコン、サラミ）、ピザ、ポテトチップス、ハンバーガー、白パン（精製した小麦粉が原料）、砂糖などの摂取が増えて、不健康になってきています。こうした食品はアメリカ人の典型的な食事（Standard American Diet）になっていますが、病気になりやすいためにその頭文字をとって「SAD（悲しい）な食事」などと揶揄されたりします。こうした食品は糖分や脂肪分は大量に含まれており、口当たりはよくても、ビタミン、ミネラル、食物繊維、ポリフェノールなど体や脳の働きを助けたり健康に必要な成分が失われているのです。できるだけ自然に近い食材をとるように心がけましょう。

PART2 食事のとり方が脳の健康を左右する

3

伝統的な日本食も注目されている

前節では、欧米の研究データを紹介しました。
日本の研究では、伝統的な日本の食事スタイルは、
うつ病や認知症に対して予防効果があるといった報告があります。

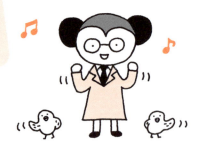

和食は日本が世界に誇れる健康食。認知症、うつ病リスクも減らしてくれます。

健康的な日本食スタイルの食事は、うつ症状のリスクを下げる

　うつ病と和食との関連を調べた研究は多くはありませんが、健康的な日本型の食事でうつ症状が低下するという報告があります。

　国立国際医療研究センターが行った研究[6]では食事のスタイルを、①「健康日本型（野菜や果物、大豆製品、キノコ、緑茶を多く摂取）、②「動物性食品型（肉や卵などを多く摂取）」、③「洋風朝食型（ご飯や魚は少なくパンや菓子類などを多く摂取）の3パターンに分類。それぞれの食事スタイルの傾向の高い人とそうでない人のうつ症状の有無を調査しました。その結果、「健康日本型」スタイルの傾向が高い人は、そうでない人に比べて、うつ症状のある人は56％も少なかったと報告しています。

塩分控えめの日本食スタイル＋乳製品が元気な脳をつくる

　福岡県久山町の住民を対象に、食事と認知症の関係を17年間にわたって追跡調査をしました[7]。その結果、大豆や大豆製品、野菜類、牛乳や乳製品を多くとり、米の摂取量は控えめといった食事パターンは、認知症のリスクを低下させるという結果が報告されています。健康的な日本食スタイルは、脳の健康にもよいことがわかります。

　ただし、和食にも欠点があります。ご飯に合う味噌汁、漬物などのおかずは塩分が多く、乳製品の摂取が少ないことです。心身の健康のためには、塩分より出汁をうまく使って味つけした和食（ご飯は白米より玄米や麦、雑穀）に加えて、牛乳やヨーグルトなどの乳製品をとるのが理想的です。

PART2 食事のとり方が脳の健康を左右する

コンビニ食・外食でも上手に栄養バランスをとるコツ

自炊がよいとわかっていてもやる気が起こらなかったり、
そもそも自炊経験がなくて
コンビニ食や外食に頼っている人も多いことでしょう。
調理済み食品でも、栄養バランスを維持できるコツを紹介します。

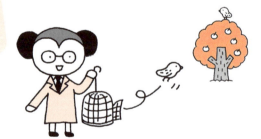

少し回復したら、自炊にもぜひチャレンジしてください。脳にもよい影響を与えます。

食物繊維やビタミン、ミネラルがとれる食品をプラス

コンビニ食や外食の問題は、塩分・脂質が多く、カロリーが高い反面、野菜が少なくなりやすいこと。これでは野菜からの摂取が期待される食物繊維やビタミン、ミネラルなど脳によい栄養素が不足しがちです。そこでメニュー選びにひと工夫。食品を意識的にいくつか足して上手に栄養バランスをとりましょう。

●コンビニ食を選ぶときのポイント

カップラーメン、おにぎり、惣菜パンのみといった食事ばかりでは栄養不足に。できれば主食は玄米や麦飯のレトルトパックやもち麦入り、雑穀の入ったおにぎりなどにして、おかずは野菜サラダ、ヒジキの煮物など和食の惣菜類、サバなど魚の缶詰めやサラダチキン、野菜たっぷりの具だくさんの汁物などを。ヨーグルトもプラス。

●外食のポイント

ラーメン、カレーライス、丼物などの1品料理はできるだけ避けて和定食を選びましょう。こうしたものを食べる場合はおひたしや野菜サラダ、野菜料理、納豆などを追加しましょう。

*

偏食の人やコンビニ食、外食をよくとる人は、マルチビタミン、ミネラル、ビタミンC、魚の油に多く含まれるEPAなどの機能性食品を活用するのも1つの方法です。ただし、商品に書かれている用法・用量を守って摂取しましょう。

PART2 食事のとり方が脳の健康を左右する

気をつけたい 4つの嗜好品

イライラするとつい手が出てしまうのが嗜好品。
ホッと安心できるはずの嗜好品が
かえってイライラを助長したり、
脳の健康を脅かすことがあるのです。

脳や体に悪いことは
思いきってやめれば、
お金の無駄遣いもな
くなり、よいこといっ
ぱいです。

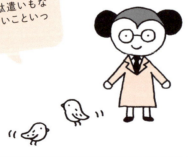

CATSに注意

● C＝caffeine（カフェイン）
　　カフェインはコーヒーなどに含まれていて、覚醒レベルを上げて集中力を高める効果がありますが、就寝前にとると眠りを妨げるので注意しましょう。

● A＝alcohol（アルコール）
　　アルコールは適量では健康によく、気持ちをリラックスさせたり陽気にする効果だけでなく寿命を延ばす効果もありますが、心の病気がある人は、①薬との相互作用があること、②嫌な気分を癒そうとして摂取量が増え、依存症に発展する場合があること、③寝酒は睡眠の質を低下させること（p.143参照）、④アルコールを飲んで気が大きくなり、他者とのトラブルや自殺行動を起こす可能性があること、などの理由から原則的に飲酒は禁止です。

● T＝tobacco（タバコ）
　　タバコは健康に悪いことはいうまでもなく、酸化ストレスや炎症を誘起するので、脳にもよくありません。うつ病やほかの精神疾患の患者さんでは喫煙率が高いことがよく知られています[8]。禁煙してしまいましょう。

● S＝sugar（砂糖）
　　砂糖はもともと狩猟採集生活を送っていた人類はほとんど巡り合うことのできなかった貴重なものでしたが、現代の食生活では過剰摂取になっています。砂糖たっぷりの清涼飲料水などを飲んでインスリンの急上昇が起きると、糖が脂肪として蓄積されます。これを繰り返しているとインスリンの受容体の機能が低下し、やがて糖尿病となり、糖が体で使用できなくなっていきます。脳もその影響を受けるということが近年わかってきており、アルツハイマー病は脳での糖の利用障害が原因の1つであることが知られています。

PART2　食事のとり方が脳の健康を左右する

6

心の病は歯から？
よく噛むことの効用

「早食いは出世につながる」などといわれることもありますが、
よく噛まずに食べ物を飲み込む早食いは肥満や糖尿病のリスクを高め、
脳の健康を脅かす要因にもなるので、ご用心！

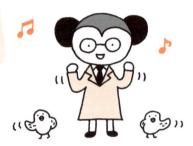

「早食いが特技」は自慢になりません。よく噛んで脳を活性化させましょう。

早食いで、肥満や糖尿病のリスクが上がる

　5分か10分で食事を完食してしまう人もいますが、早食いと肥満には相関関係があるのをご存知ですか。早食いの人は脳が満腹を感じる前にどんどんおなかにかき込んでしまうので、食べる量が多くなりがちです。食べる時間が早いと食後の血糖値の変動が大きくなり、II型糖尿病を発症しやすくなることも知られています。

よく噛むことで心の安定、脳の活性化が期待できる

　よく噛むことは、肥満や糖尿病予防だけでなく、脳の健康にも役立ちます。ウォーキングやスクワットなど一定のリズム運動は脳を活性化します。食べ物をよく噛んで食べることやガムをリズミカルに噛むことでも、リズム運動と同じ効果が期待できます。

　よく噛むことで、脳の血流が増加して記憶や感情のコントロールに関与する海馬や前頭葉が活性化します。プロ野球選手でガムを噛んでいる人をよく見かけますが、リラックス効果や集中力を高める効果があるためです。咀嚼が脳の劣化を防ぎ、脳の活性化に役立つこともあきらかになりつつあります。さらに咀嚼は唾液を増やし、虫歯や歯周病を予防する効果が期待できます。ひと口で30回噛むのが理想的であるといわれますが、数を数えながら食べるのは味気ないでしょう。固形物を感じなくなるまで噛むようにしたり、食事中に箸を置く癖をつけるといった点を心がけるとよいでしょう。

PART2　食事のとり方が脳の健康を左右する

デンタルケアは メンタルケア

心の病になると、歯磨きがおっくうになって
口の中の清潔が保てなくなる傾向があります。
さらにうつ病治療の中心となる
抗うつ薬などは唾液を減少させる場合もあり、
虫歯や歯周病になりやすいのです。

> プラーク（歯垢(しこう)）1mgの中に1億個の細菌が棲みついているといわれています。

歯周病や虫歯があるとうつ病のリスクが上がる

歯周病や高齢者で歯の欠損数が多い場合、うつ病と関連するという研究結果がいくつかあります[9]。また、うつ病になると虫歯や歯周病などになりやすいという双方向性の関連もあります。デンタルケアは心のケアにも重要ということがわかってきました。

デンタルケアのポイントは、なんといっても歯磨きです。そうして、歯磨きのポイントは歯の周りにあるプラーク（歯垢＝細菌の塊、食べかすではありません）を定期的に除去することです。

1日1回でもいいから、ていねいな歯磨きを

毎食後に歯磨きをして食物残渣（食べかす）を取り除くことが大切というのは、正しい理解とはいえません。歯の表面だけを軽く磨いて食物残渣を取り除くのではあまり意味がありません。1日1回でもいいから歯ブラシでていねいに歯の表面や歯と歯肉との間にあるプラークを取り除くことが大切です。さらに、歯ブラシだけでなく、歯間ブラシやデンタルフロス（糸楊枝）を用いてていねいに行うと効果的です。また、定期的に歯科医院に行って、歯石の除去などをやってもらうのは歯の健康を保つのに有効であることはいうまでもありません。正しい歯磨きの仕方をきちんと習ったことがない人は、歯科医院で「歯磨き指導」をしてもらうといいでしょう。

なお、糖尿病や喫煙者、妊娠者などは歯の病気にかかりやすいので、デンタルケアは特に念入りにすることをおすすめします。

PART2 食事のとり方が脳の健康を左右する

誰かと食事をともにする「共食」の力

食事は栄養をとるためだけのものではありません。
家族や友人と楽しんで食べる「共食(きょうしょく)」が健康的で、
独りぼっちで食べる孤食はよくないといわれます……。

家族で食卓を囲むことは、ずっと昔から人々が幸福に暮らすための鉄則のようです。

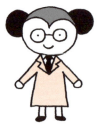

単に食べるだけではない、家族や友人と食べる効用

　食事という人間の最高の楽しみを、家族や友人と共有する―これはとても大切なことです。家族や友人がどんな物を食べているか、知っておくことは、互いの楽しみや苦しみを共有し、共感するための原点になります。

　さらに、たとえば夕食の時間には、その日にあった驚いたこと、不思議に思ったこと、嫌に感じたこと、うまくいって自慢したいことなどを聞いてもらえたりする相手がいると、日々生活をしていく上で大きなパワーとなります。つまり、食卓はカウンセリング機能をもった場でもあるのです。

　会話をしながら食べると食べる速度が少しゆっくりになり、血糖値が急に上がりにくくなるので肥満や糖尿病を予防する効果もあります。

日本は家族との食事もそっちのけで働く仕事人間が多い

　筆者がロンドンで研究をしていたころのことですが、モーレツに研究論文を書くオランダ人の研究者でさえ「19時までに家に帰らないとワイフに怒られるんだ」と言っていたのを思い出します。

　家庭をそっちのけにして会社で遅くまで仕事をし、適当に菓子パンや丼物を食べておなかを紛らわすことをあたりまえと思っている日本の仕事人間は、ヨーロッパの人から見ればクレージーなことに見られるでしょう。

　なお、昼食を職場で食べる場合も、同僚と誘い合って食べると気分的にも満ち足りると思います。しかし、人付き合いが面倒でわずらわしく、かえってストレスになる場合は、孤食でももちろん一向にかまいません。

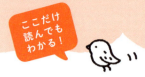

PART 2 の 超 ま と め

- [ ] **朝食をとる**とうつ病のリスクが低くなる。
- [ ] **ファストフード**はほどほどに。
- [ ] **塩分控えめの伝統的な和食に乳製品をプラス**した食事は、うつ病や認知症のリスクを減らしてくれる。
- [ ] 炭水化物同士の組み合わせ（ラーメンライス、そばと小丼セット）やカレーライス、丼物、惣菜パンばかり食べていると**栄養不足**になるので要注意。
- [ ] 外食するなら和定食にして、おひたしなどの**野菜を1品追加**。
- [ ] **コンビニエンスストアで選ぶなら**、サラダやサラダチキン、和食の惣菜（ヒジキの煮つけなど）。主食は、玄米ご飯のレトルトパック、もち麦入りや雑穀入りのおにぎりを。ヨーグルトもプラスしよう。
- [ ] タバコ、砂糖たっぷりの甘いコーヒーや清涼飲料水、菓子類などは体だけでなく**脳をむしばむ3つの嗜好品**。思いきってやめて脳を健康に。
- [ ] アルコールは適量で。**向精神薬を服用している人は飲まない**。
- [ ] **よく噛む**ことは脳の活性化につながり、血糖の急上昇を防ぐので一石二鳥。
- [ ] 不十分な歯磨きを毎食後するよりも、1日1回でも**夜寝る前に、ていねいに歯磨き**をするほうが効果的。
- [ ] 家族や友人と楽しんで食べる「**共食**」を心がけよう。

PART 3

最新研究でわかった「元気脳」と「栄養素」の関係

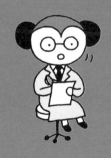

PART3 最新研究でわかった「元気脳」と「栄養素」の関係

脳で感じたストレスは ダイレクトに腸に反映する？ 腸と脳の密接な関係

最近脚光を浴びている研究分野の1つに
「腸—脳相関」があります。
「相関」というのは、読んで字のごとく
互いにかかわり合っているということです。

腸は「第2の脳」などと
いわれるように、脳と
腸は離れていても密接
な関係があるんです。

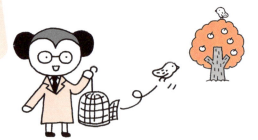

緊張が高まると、おなかの調子が悪くなる

　会議のプレゼンテーションや資格試験の前など、不安や緊張が高まり強いストレスを感じる場面では、決まって腹痛や下痢が起こるという経験はありませんか？　また旅先など新しい環境では便秘になるという人もいることでしょう。

　脳と腸は神経系を通じて連携しており、脳と腸の密接な関係は医学的には以前からよく知られた現象です。たとえば、ストレスがおなかの調子に影響する代表的な病気に「過敏性腸症候群」があります。検査を行ってもなんの異常もみつからないのに、通勤中にしばしばトイレに駆け込むなど、なんらかのストレスが加わると下痢や便秘、腹痛などをくり返す病気です。

心の病気を持つ人は、過敏性腸症候群も持っている？

　過敏性腸症候群は、ストレスの影響を受けやすい精神疾患患者に合併することが多いとされていて、うつ病では25〜30%、気分変調症では58%、不安障害はおよそ40%前後という数字も報告されています[1]。逆に、過敏性腸症候群の人は、不安症状やうつ症状を持っている人が多いことが知られています[2]。

「腹が立つ」「腹の虫がおさまらない」「腹わたが煮えくり返る」など、昔から怒りを表現するときにはしばしば「腹」という言葉が使われますが、昔の人は、腸は怒りやストレスなどの感情をダイレクトに反映することを経験的に知っていたのかもしれませんね。

PART3 最新研究でわかった「元気脳」と「栄養素」の関係

脳にも影響を及ぼす 腸内細菌叢（腸内フローラ） に注目を

近年では研究が進み、腸内細菌叢（腸内フローラ）は
がんや糖尿病、肥満などの生活習慣病や花粉症などの
アレルギー症状にも影響していることがわかっています。
最近話題の腸内細菌叢ですが、
実は脳の健康にも大きな影響を与えているのです。

> 腸はうんちをつくるだけじゃない。脳の健康もつくってくれます。

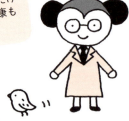

免疫だけじゃない。腸内細菌叢は脳の機能にも影響大

前節で「脳─腸相関」のお話をしましたが、近年では単に腸と脳が相互作用しているだけではなく、そこには、腸内細菌叢（腸内フローラ）が大きな役割を果たしていることがわかりました。

私たちの腸内には善玉菌や悪玉菌と呼ばれる腸内細菌が約1,000種類、100兆個以上生息していて、腸内で一定のバランスを維持しています。このような生態系を腸内細菌叢と呼んでいます。

近年この腸内細菌叢と脳機能とが相互に作用していることを示す研究結果が、次々と報告されているのです。

腸の善玉菌が増えるとストレスも軽減

たとえばストレスと腸内細菌叢との関係を調べる動物実験では、ストレス時は腸内細菌叢の善玉菌が減り、逆に腸内環境が改善するとストレス反応も減弱することがわかりました。

ヒトでの研究では、乳酸菌やビフィズス菌など善玉菌を30日間投与された人は、プラセボ（偽薬）を投与された人と比較して、ストレス症状（うつや不安、身体症状など）が有意に減少したという報告[3]があります。

筆者らの研究[4]でも、うつ病の人は健康な人と比べて腸内にビフィズス菌などの善玉菌の数が少なく、善玉菌が一定以下だとうつ病を発症する確率が高くなることがわかりました。生活習慣を整え「腸の声」に耳を傾ける必要がありそうです。

PART3 最新研究でわかった「元気脳」と「栄養素」の関係

「腸活」で脳を元気に健やかに！

さまざまな研究から、
腸内環境を整えて善玉菌を増やす「腸活」をすることで、
うつ病などのリスクを軽減できる可能性が示唆されています。
まだ研究験の段階ですが「便移植法」といった治療法もあります。
でももっと手軽に腸活できる方法があります。

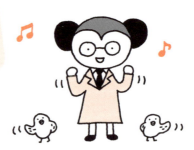

薬だけに頼らず、脳を元気にする腸活、やってみる価値はありますよ。

今日からできる腸活で、脳を元気に

近年は腸内環境を改善する単刀直入な方法として「便移植法」が注目されています。健康な人の腸内細菌を病気の患者さんの腸に移すという、まさに言葉どおりの治療法です。便移植法は、日本ではまだ研究の段階で、対象疾患も過敏性大腸炎、潰瘍性大腸炎など限られています。便移植法の本質は、有用菌を腸に届けることであり、緊急を要さなければ、移植をする必要はありません。

しかし、食事で腸内環境を整える方法は今日からすぐに実践できます。ポイントは2つ。乳酸菌やビフィズス菌など腸の働きをよくする有用菌（善玉菌）によって構成される「プロバイオティクス」と、有用菌を育てるオリゴ糖や食物繊維の「プレバイオティクス」を食べて腸に届けることです。ストレスが強くてうつ気味の人は試してみる価値がありそうです。うつ病だけでなく過敏性腸症候群やほかのさまざまな生活習慣病にも効果的です。

2つの「菌活食材」で腸内環境をよくしよう！

プロバイオティクス
有用菌（ビフィズス菌、乳酸菌、納豆菌、麹菌など発酵食品）を腸に届ける
- **主な食材**：漬物、キムチ、乳酸菌飲料、ヨーグルトなどの乳製品、味噌、甘酒、納豆など

プレバイオティクス
有用菌のエサとなる食材（食物繊維類、オリゴ糖）をとり、自分の有用菌を育てる
- **主な食材**：雑穀、大豆、アーモンド、ゴボウ、キャベツ、タマネギ、バナナ、はちみつなど

PART3 最新研究でわかった「元気脳」と「栄養素」の関係

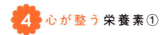

4 心が整う栄養素①

魚の油、EPA と DHA を とることの効用

国内外で栄養素と脳機能の研究が進められ、
エビデンス（科学的根拠）が蓄積されています。
ここからは各栄養素にスポットをあてて解説していきましょう。

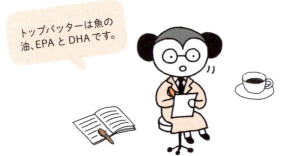

トップバッターは魚の油、EPA と DHA です。

魚の油はうつ病に有効な研究結果あり

　n-3系多価不飽和脂肪酸であるEPA（エイコサペンタエン酸）、DHA（ドコサヘキサエン酸）は血液をサラサラにしてくれるほか、脳の発達や機能にもかかわる重要な栄養素。脳を元気に働かせるBDNF（p.33参照）を増やし活性化させることでも知られています。

　海外の多数の研究から、うつ病への効果も明らかになっています。たとえばフィンランドの疫学研究[5]において、魚をよく食べる人はそうでなかった人と比べてうつ病の罹患率が低いことが報告されました。魚の摂取量とうつ症状の間に関連が見られなかった研究もありますが、関連を見出した研究も多く報告されています。

　また、メタアナリシス（メタ解析）によるうつ病の治療効果の研究もいくつか報告されています。

生活習慣病予防の意味からも積極的にとりたい栄養素

　日本ではEPA、DHAとうつ病との関連について、あまりはっきりとした結果が出ていません。日本人は諸外国に比べて魚の摂取量が多いため、はっきりした関連が出にくい可能性があります。

　しかし、うつ病をはじめ心の病を持つ人は、脂質異常症（コレステロールが高いなど）やメタボリック症候群になりやすい傾向があるので、血液をサラサラにしてこれらの病気を予防する意味からも、EPAとDHAは、積極的にとりたいものです。

PART3 最新研究でわかった「元気脳」と「栄養素」の関係

5 心が整う栄養素②

アミノ酸系は
神経伝達物質の原料に。
肉も食べよう！

セロトニンやドーパミンなど記憶、気分、情動などに
大きく関係する神経伝達物質の原料となるのが、
アミノ酸系の栄養素です。肉はアミノ酸の供給源。
気持ちが凹んだときには、肉を食べよう！　というのもうなずけます。

牛や豚ならロースよりヒレ、鶏なら胸肉やささみ肉を選びましょう。

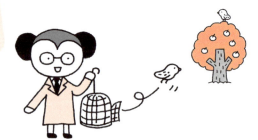

セロトニンが減るとうつや不眠の原因に

　ストレス反応やうつに関係するものに、モノアミン神経伝達物質（セロトニン、ドーパミン、ノルアドレナリンなどの総称）があります。ノルアドレナリンは緊張や興奮、覚醒などの感情をつかさどり、ドーパミンは意欲や快感などの感情をつかさどりますが、不安や衝動性を抑えて精神を安定させる役割を担っているのがセロトニンです。

　脳内のセロトニンが不足すると、不安、焦燥、重度になると自殺念慮が生じることがあります。また、睡眠に大切なメラトニンはセロトニンからつくられるので、セロトニンが欠乏すると不眠の原因にもなるのです。ドーパミンが不足すると、物事を楽しめず、興味や関心も減退します。

セロトニンの材料となるのは肉に多く含まれるトリプトファン

　鶏肉や牛肉、豚肉などに含まれるトリプトファンはセロトニンの材料となるアミノ酸です。自分の体内でつくることができずに、食事から摂取する必要のあるアミノ酸を必須アミノ酸といいますが、トリプトファンも必須アミノ酸の１つ。うつ病の患者さんの血液を調べると、セロトニンをつくるために必要なトリプトファンが減少していることがわかっています。

　また、やる気と元気のもとになるドーパミンや情動を担うノルアドレナリンの材料になるのは、やはり必須アミノ酸であるフェニルアラニンやチロシンで、肉や魚、豆などのたんぱく質に多く含まれます。肉はアミノ酸の供給減であり、ビタミンやミネラルも豊富です。バランスよく食べましょう。

PART3 最新研究でわかった「元気脳」と「栄養素」の関係

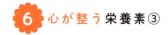

6 心が整う栄養素③

うつうつ気分は
葉酸不足が原因？

あまりなじみのない栄養素かもしれませんが、
神経伝達物質の合成に関係する大事な栄養素。
不足するとうつ病のリスクが高まると考えられています。
葉酸を積極的にとることで
うつ病の予防効果や治療効果が期待されています。

> インスタント食品や丼物好き、アルコール好きの人は葉酸不足になりやすいので要注意。

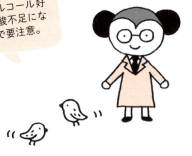

うつ病改善に期待できる「葉酸の力」

葉酸は、不安を鎮めるセロトニン、意欲にかかわるドーパミン、集中力や緊張感を高めるノンアドレナリンなど、心の病気と密接に関係する神経伝達物質の合成にかかわる大事な栄養素。うつ病との関連が指摘されているエビデンス（科学的根拠）が多く蓄積されています。

うつ病の人には葉酸不足の人が多く、葉酸不足はうつ病のリスクを高めることが複数の研究で報告されています。筆者らの調査でも、うつ病の人の約4人に1人は血液中の葉酸値が低い結果が出ました。健常者と比べると、うつ病の人はあきらかに葉酸不足の人が多いことがわかったのです（左図参照）。葉酸の補充は、うつ病の改善に有効だったという報告もあります。

葉酸は、ビタミンB群の1つですが、ほかにビタミンB_1、B_2、B_6、B_{12}なども不足するとうつ病のリスクを高めるといわれています。ビタミンB群が不足しないように意識して野菜や納豆、レバーなどを食べましょう（食材はp.90参照）。

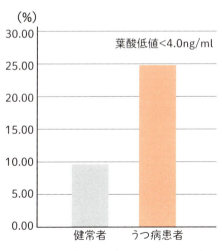

健常者とうつ病患者の葉酸値の比較

オッズ比 3.2（95% CI 1.6 - 6.2）

PART3 最新研究でわかった「元気脳」と「栄養素」の関係

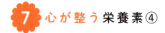

7 心が整う栄養素④

心の病気を持つ人は ビタミンD不足にもご用心！

ビタミンDは骨の形成に大事な栄養素ですが、
実は脳の機能にとっても大切な栄養素。
うつ病のときは食事の量が減って
ビタミンDの摂取量が減少するだけでなく、
日光に当たる機会も減ってビタミンD不足になりがちなのです。

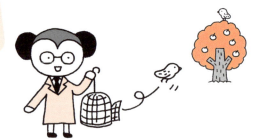

天気がよい日はビタミンDを増やすチャンス。少し遠くのコンビニエンスストアまで足を延ばしませんか？

太陽の光＋食事でビタミンDが増える

「季節性うつ病」をご存知でしょうか。冬や春の寒い時期に、あるいは日照時間の少ない時期にうつになるタイプのうつ病のことです。季節性うつ病は、日光がたりなくなりビタミンDがたりなくなってうつになるという可能性が指摘されています。ビタミンDは、キノコや魚に多く含まれる食事から栄養素として摂取するだけでなく、紫外線を浴びることによって体内でつくることもできます。逆に日光に当たらないとビタミンD欠乏になるリスクが高くなります。

ビタミンD不足でうつ病のリスクが上がる

近年、ビタミンDは脳機能にも重要な栄養素であることがわかってきました。たとえば、ビタミンDは心の病気にかかわりが深い神経伝達物質のドーパミンやノルアドレナリンの生成時の活性化速度を決める律速酵素であるチロシン水酸化酵素を高めます。また脳を元気に働かせるBDNF（p.33参照）を増やす効果や酸化ストレスから脳を守る効果もあるといわれています。最近うつ病患者を対象として血中ビタミン濃度を測定したいくつかのメタアナリシス（メタ解析）によると、ビタミンD濃度が低いとうつ病にかかるリスクが1.3倍に上がるという結果が報告[6]されました。ビタミンDを冬に投与したところ気分が前向きになったという報告[7]もあります。秋冬の日照時間が短い北欧諸国でビタミンDの補充を国家戦略的に行っているところもあるといいます。心の病になると家に引きこもりがちになりますが、できるだけ日光を浴びる機会を増やしましょう。

PART3 最新研究でわかった「元気脳」と「栄養素」の関係

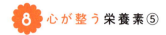

心が整う栄養素⑤

その体調不良は、ミネラル不足が原因かも？

ミネラルは私たちの体にとって必要不可欠な栄養素。
中でも鉄、亜鉛、マグネシウム不足は
うつ病のリスクを高めることがわかっています。

> ファストフード、菓子、インスタント食品を多くとる人はミネラル不足にご用心！

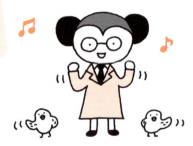

鉄欠乏とうつ病の関係

　セロトニンやドーパミン、ノルアドレナリンといった脳を元気にする脳内物質が正常に機能するには、鉄が必要です。鉄が欠乏すると、イライラする、疲れやすい、集中力が低下する、興味や関心がなくなるなど、うつ病と同じような症状が出やすくなることで知られていますが、最近は実際にうつ病のリスクが高まることがわかってきました。産後うつ病という病気がありますが、出産時の出血により鉄欠乏になることが、産後うつ病のリスクを上げると指摘されています[8]。また、日本の市役所職員530人を対象に行った調査では、全体の36％の人がうつ症状を持っており、うつ症状を持つ人は血清フェリチン濃度※が低い人に多かったという報告[9]もあります。

亜鉛やマグネシウム不足にもご用心

　亜鉛もまた心の安定に関与しているミネラルの1つ。亜鉛不足になるとうつ病のリスクが高まることが指摘されています。アルコールのとりすぎ、インスタント食品やスナック菓子など加工食品のとりすぎは、亜鉛不足を招くので、要注意。レバーや牛肉、牡蠣、ナッツ類など亜鉛を含む食品を積極的にとりましょう。マグネシウムもまた、うつ病との関連を指摘されていて、ノルウェーの一般人口の調査[10]では、食事調査によって推定したマグネシウム摂取量が少ないほど、うつ症状が高かったという結果が出ています。ミネラルは体内でつくれません。毎日の食事から摂取するしかないのです。

【※血清フェリチン濃度】体内の鉄の約3分の2はヘモグロビンの成分になり、残りの一部は貯蔵されている。血清フェリチン値は、その貯蔵鉄の量を反映する指標となる。

PART3 最新研究でわかった「元気脳」と「栄養素」の関係

精製されていない穀物はメンタルを強化する

飽食の日本。白米やふわふわの白パン、
小麦粉など精製されているものは
調理しやすく食べやすいので、とかく食べすぎてしまいがち。
でもそれは体だけでなく脳の健康にもよくありません。

食物は私たちが捨てている部分に栄養素がいっぱい。丸ごと食べましょう。

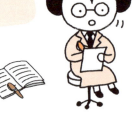

精製された食品は脳や体の健康を脅かす

　白米、白パン、小麦粉、白砂糖など、私たちの周りには精製された食品があふれていますが、そうした食品は、食べ物のおいしい部分を取り出した結果、ビタミンやミネラル、食物繊維など、脳と体の健康を保つうえで重要な成分がかなり失われているのです。食品というより「製品」といったほうがいいかもしれません。ちなみに、玄米と白米のビタミンB_1の量を比べ見ると、精白米には玄米の約５分の１しか含まれていません。ほかのビタミン、ミネラル、食物繊維も同様です（p.85 参照）。やわらかくて食べやすい食べ物は、カロリーだけは立派にあっても脳や体に有益な栄養分はかなり失われてしまっているといっても過言ではありません。

砂糖や穀類は色のついたものを。ほかの食材も丸ごと食べる習慣を

　ご飯やパンなどの主食や砂糖は白く精製されたものではなく、栄養価にすぐれ、血糖値が上がりにくい玄米や全粒粉を使ったパン、黒砂糖など色のついたものを選ぶことをおすすめします。玄米や雑穀をとれば、噛む回数も自然に増えて、肥満防止や脳の健康にも役立ちます（p.58 参照）。

　また、食物の栄養成分は野菜や果物の皮、魚や肉の内臓など比較的おいしくない部分に多く含まれていることが多いのです。良薬口に苦し。野菜や果物は皮や葉、種や芯ごと食べ、魚はイワシなど頭から食べられるものを選びましょう。肉のレバーには、不足しがちなビタミン、ミネラルがたっぷり含まれています。食材をできるだけ自然のままに食べるのがよいのです。

COLUMN 2

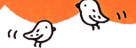

歴史の中でみる 「精白米」と「脚気」のお話

＊食べやすく、味のよい精白米を常食にした徳川将軍

　徳川13代将軍家定や14代将軍家茂は、精白米ばかりを食べていたことによる脚気で早世したという説が有力です。脚気というのはビタミンB_1欠乏で起きる病気ですが、玄米を精白すると、ビタミンやミネラルがほとんどなくなってしまうのです。確かに、玄米ご飯は真っ白な精白米のご飯に比べて、噛み心地も悪く、ぼそぼそとして食べにくい面があります。しかし、含まれる栄養素には雲泥の差があるのです。

　100グラムの玄米の中にはビタミンB_1が0.41mg含まれているのに対し、精白米には0.08mg。つまり、8割以上が精製の過程で捨てられてしまうのです。失われるのはビタミンB_1だけではありません。その他のビタミンやミネラル、そうして最も顕著に失われるのが食物繊維です。精白米になると食物繊維はほとんどなくなってしまうのです（右ページ表参照）。

　当時最も恵まれた食事をとっていたと考えられる徳川将軍が、その食によって短命になったという皮肉な事態が起きたのです。

＊日露戦争と脚気

　江戸時代に精白米を食べられたのは一部の上流階級の人に限られていたよ

うですが、その後、庶民の間でも食べられるようになっていきました。したがって、ビタミン B_1 欠乏で起こる脚気は、一般庶民にも広まっていったのです。脚気の原因は長い間わかりませんでした。この脚気の原因が食事であることがわかったのは、日露戦争がきっかけでした。

　日露戦争では「おいしい白米を思う存分食べられる」ということで兵士を募集しました。兵士たちは腹いっぱい白米を食べた結果、脚気になって多数の死者が出たのです。

　そこで、この原因が食事にあることをあきらかにしたのが当時海軍の軍医であった高木兼寛（東京慈恵会医科大学の創設者）です。海軍の兵食を精白米から麦飯に変更したところ、脚気による死亡者がゼロになったのです。この「実験」は栄養学の歴史の中でもっともよく知られたことであるため、ご存知の読者も少なくないのではないでしょうか。

　精白米が日本の全国民の主食となった歴史は浅く、第二次大戦後 10 年ほどたってからだといわれています。そうして今私たちは、精白米を食べていた、かつての上流社会の人と同じ問題に直面しているのです。

《玄米と精白米の主な栄養素の違い（100ｇあたり）》

栄養素	玄米	白米	栄養素	玄米	白米
ビタミン B_1	0.41mg	0.08mg	葉酸	27μg	12μg
ビタミンE	1.3mg	0.2mg	食物繊維（水溶性）	0.7g	――
マグネシウム	110mg	23mg	食物繊維（不溶性）	3.0g	0.5g
鉄	2.1mg	0.8mg			

PART3 最新研究でわかった「元気脳」と「栄養素」の関係

緑茶は理想的な ハーブティー

リラックス効果やダイエット効果、血糖や血圧の上昇を抑制する効果、
さらに頭をよくする効果も。
緑茶に含まれる成分と心と体の健康効果を見ていきましょう。

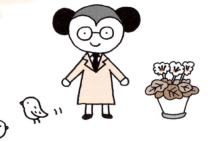

緑茶パワーはすごい。
毎日飲むべし！

086

脳にも体にもよいカテキン効果に世界が注目

　緑茶に含まれるカテキンには、ダイエット効果や血糖や血圧の上昇の抑制、抗酸化作用など非常に多くの効能があることが知られています。さらに、抗酸化作用で脳の神経細胞を守るほか、うつ病との関連が示唆される脂質異常や血糖値の上昇を防ぐ作用もあります。

《カテキンの主な効果》
❶抗酸化作用、活性酸素消去作用　❷抗菌作用、腸内細菌の改善　❸コレステロール上昇抑制作用
❹血糖上昇抑制　❺血圧上昇抑制　❻抗腫瘍作用　❼抗アレルギー作用
❽血小板凝集抑制作用　❾紫外線吸収作用

うつ病の人にも統合失調症の人にも効く「テアニン」の実力

　玉露や抹茶などの高級茶に多く含まれる「テアニン」という成分はヒトを対象とした研究で、ストレスに対する自律神経の反応を抑えるなどのリラックス効果が示されています。次節で述べますが、認知機能改善効果があることも示唆されています。

《テアニンの主な効果》　※（動物）＝動物実験で確認されている効果
❶リラックス効果　❷睡眠改善作用　❸グルタミン酸による興奮毒性からの保護（動物）　❹カフェインによる興奮作用の抑制（動物）　❺記憶力改善作用　❻感覚情報処理改善作用（動物）
❼意欲改善作用（動物）　❽統合失調症の症状軽減作用（動物）

PART3 最新研究でわかった「元気脳」と「栄養素」の関係

うつ病や統合失調症の症状改善が期待できる緑茶の力

近年の研究により緑茶を飲む習慣が
うつ病のリスクを減らし、うつ病や統合失調症の症状改善にも
つながる可能性があることがわかってきました。

注目のテアニンは玉露や抹茶、上質の煎茶に多く含まれています。

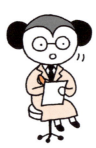

緑茶効果はうつ病にも統合失調症にも効く可能性が

うつ病との関係では、70歳以上を対象にした東北大学の研究調査で、緑茶を1日4杯以上飲む群は1杯以下の群に比べてうつ病のリスクが半分程度減っているという結果が出ています(11)。筆者らの研究でも緑茶を飲む習慣がある人（週4杯以上飲む人）はうつ病が少ないことがわかりました(12)。

緑茶成分のテアニンには、記憶力、意欲、情報処理機能などの認知機能改善効果が期待できます。筆者らの研究チームでも、テアニンの錠剤（テアニンが多く含まれる高級茶8杯くらいに相当する少し多めの量）を持続的に飲んでもらうと統合失調症やうつ病の症状が改善する結果を得ました(13)(14)。海外でも統合失調症に有効であったという報告がされています(15)(16)。

テアニンは、うつ病にも統合失調症にも効く妙薬である可能性があります。緑茶パワーを最大に活かすには、市販のペットボトルのお茶よりも、急須で入れた玉露や上質の煎茶をぬるめのお湯（50〜60℃）でゆっくり成分を抽出して飲むことがポイントです。リラックス効果もあり、ビタミンやミネラルも摂取できます。

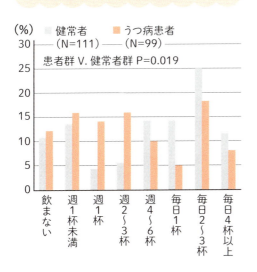

うつ病患者は緑茶を飲む量が少ない

PART3　最新研究でわかった「元気脳」と「栄養素」の関係

心の病を遠ざける主な栄養素と食品

栄養素	多く含む食品
EPA、DHA	青魚（イワシ、サバなど）
トリプトファン	肉、魚、牛乳、乳製品、ナッツ、大豆製品、卵、バナナ
チロシン	肉、魚（鰹節、しらす干し）、牛乳、乳製品、大豆製品、卵、アボカド
葉酸	葉物野菜、納豆、レバー
ビタミンB_1	豚肉（赤身）、ウナギ、玄米、ナッツ
ビタミンB_2	レバー、ウナギ、納豆、卵
ビタミンB_6	刺身、レバー、鶏肉、納豆、ニンニク、バナナ
ビタミンB_{12}	貝類、レバー、のり
ビタミンD	しいたけやシメジなどのキノコ類、イワシ、鮭など ※食品をとるほか日光に当たることも大事
鉄	レバー、赤身肉、魚介、青菜類、納豆
亜鉛	牡蠣、ウナギ、牛肉、レバー、大豆製品
マグネシウム	あおさ、あおのり、わかめなど海藻類、コーヒー、ココア類、ゴマ

●その他、緑茶の成分であるカテキン、テアニン、ヨーグルトなどのプロバイオティクス（善玉菌）の有効性も認められている。

COLUMN 3

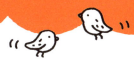

いろいろな栄養素をとるポイント

　うつ病を遠ざける栄養素のお話をしてきましたが、読者の中には「脳によい栄養素のことはわかった。でも「そのためにはどんな食材をとったらいいの？」と思う人もいるかもしれませんね。

　そこで、東京都健康長寿医療センターの研究者、新開省二先生が考案された標語を筆者が少し改変したものをご紹介します。元来、高齢者向けの食事を目安につくられたものですが、若い世代にも通用します。1日の中でとりたい食材です。

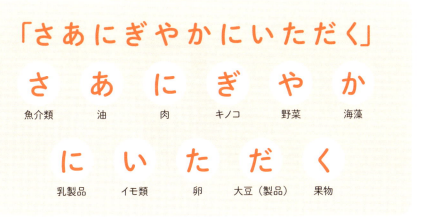

「さあにぎやかにいただく」

さ	あ	に	ぎ	や	か
魚介類	油	肉	キノコ	野菜	海藻

に	い	た	だ	く
乳製品	イモ類	卵	大豆（製品）	果物

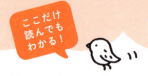

PART ❸ の 超 ま と め

□ **腸の環境を整える**ことは、脳の健康にもよく、ストレス症状も軽減。

□ 腸活には、納豆やヨーグルトなどの**善玉菌**と、
善玉菌のエサとなる**食物繊維**をとることが大事。

□ うつ病改善に有効な主な栄養素は、n-3系多価不飽和脂肪酸（主に**魚の油**）、
アミノ酸、葉酸をはじめとする**ビタミン類**、**ミネラル**。

□ 精製されていない食品（**玄米、雑穀、全粒粉のパン**）もうつ病対策に有用。

□ 脳の働きをよくする緑茶。テアニンのリラックス効果を活かすなら、
ペットボトルではなく、**急須で玉露（高級茶）**をぬるめの温度でゆっくり
入れて飲む。

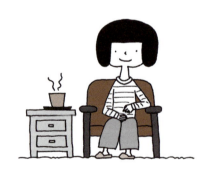

PART 4

運動はメンタル機能全般に絶大な効果がある！

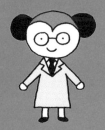

PART4 運動はメンタル機能全般に絶大な効果がある！

運動不足は、脳の萎縮を招く

自動車の普及などで便利な社会になる一方、
人間は体を動かす必要がどんどんなくなっています。
その影響から、運動習慣がある人は
特に若い世代でとても少ないのが現状です。
現代の運動不足は、ますます深刻化しています。

脳と筋肉は鍛えるほど活性化します。脳の健康に運動は必須条件なのです。

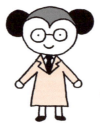

運動習慣のある20〜30代は60代の3分の1しかいない

　厚生労働省による2017年国民健康・栄養調査によれば、20歳以上の成人は、運動習慣（1回30分以上の運動を週2回以上実施し、1年以上継続）がある人は、男性で35.9％、女性で28・6％でした。

　年代別に見ると、男女ともに健康意識が高まる60代以降からは運動をする人が増えるのですが、20〜50代は低く、もっとも運動しない世代は男性では30代、女性は20代です。これらの世代では10〜15％程度しか運動習慣がないのですから、若い世代ほど深刻な運動不足におちいっているようです。

筋肉が萎縮すると脳も萎縮してしまう

　身体活動量の低下や運動不足は、体を健康に保つためにはよくないのは皆さんもご存知のとおりですが、最近では精神疾患の発症リスクとなり、経過を悪化させる要因となることがわかってきました。

　筋肉量や筋力と脳の構造を調べた研究は、これまでに50以上行われています。そうした研究を総合すると、歩行のスピードが速い人は概して脳の体積が大きく（逆に歩くのが遅い人は脳が萎縮）、脳の各領域をつなげる白質と呼ばれる領域や、記憶力や情動をつかさどる海馬という領域における灰白質（神経細胞が集まっている場所）の体積が大きいことがわかっています。また、握力が弱い人は脳の萎縮や白質の老化が強いことが示されています[1]。運動不足になれば、筋肉だけでなく脳も萎縮してしまうのです。

PART4　運動はメンタル機能全般に絶大な効果がある！

運動が苦手な人、忙しい人も始められる「１日５分間ウォーキング」

「運動」といっても、激しいスポーツをする必要はありません。
日常生活で身体活動を意識し、ウォーキングなどの
軽い運動を習慣づけましょう。運動習慣は、うつ病や認知機能の
改善に役立つことがわかっています。

10分歩くと、およそ1,000歩になりますよ！

特別な運動をしなくても大丈夫

　私たちは小さなころから体育の時間で、徒競走やバスケットボール、水泳などさまざまな運動をやってきました。「一番をめざしたがダメだった」「競技の選手に選ばれなかった」などを経験し、うまくできなかった人の頭の中では、しばしば「運動＝苦手」というネガティヴな連想や情動反応が形成されています。しかしそういう人も歩いて職場に行っているし、家事などもこなしているのです。本書でいう「運動」は、「少し息が上がる」程度の有酸素運動を自分なりに心がけることを指します。この有酸素運動こそが、脳の活性化に役立つ BDNF（p.33 参照）を増やすことにつながるのです。

「少し息が上がる」程度の速度でまずは５分間ウォーキング

　心の病で体を動かすのがおっくうな人も、１日のうちの調子のいい時間帯（夕方がおすすめ）に５分間歩くことはできるでしょう。それを週に３回以上やりましょう。翌週は 10 分間歩くことを目標に。そうして、１〜２週間ごとに５分ずつ増やしていけば、無理なく 30 〜 40 分まで増やすことができるでしょう。30 分間以上の運動を週４回以上行うのが理想です。そのくらい歩けるようになってきたら、「半分は早歩き」をしてみましょう。３分間早歩きして、３分間は普通に歩きます。これを「インターバル速歩」と呼ぶ人もいます。それができるようになると、スロージョギングが、最終的にはフルマラソンも走れるようになる人がいます。そうなると、今度は、「トレーニングのしすぎ」に気をつけないといけませんね。何事もほどほどに。

PART4 運動はメンタル機能全般に絶大な効果がある！

3

続けるコツは「低い目標で達成感を得る」こと

うつ病になる人は、まじめで責任感が強い人が多いので、
運動もついつい頑張りすぎてしまうことが多いようです。
頑張りすぎないコツを紹介します。

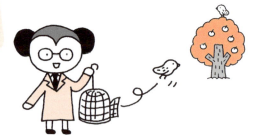

運動を「やらされている」のではなく「自分の幸せのためにやっている」と考えてみては？

クリアできそうな低い目標を設定して達成感を味わおう

　目標設定が高いと運動が長続きしません。前節でもお話しましたが、最初は「１日５分間歩く」など無理なくできる範囲で、目標は低めに設定しましょう。それでもハードルが高く思える人は、たとえば家の周りを１周することから始めてみてはどうでしょう？　自分にとって無理なくできそうな目標を立てることがポイントです。低くても自分なりの目標がクリアできると達成感が持てます。達成感が持てると、自分に自信がついてきます。効果が出てくるまで、３か月間は続けてみましょう。そのほか、運動習慣を定着させるコツを下記にまとめました。参考にしてください。

《運動習慣を定着させる７つのコツ》

① **いつも決まった時間に運動する**：「この時間は運動の時間」というふうに体内時計が覚えてくれる。

② **雨が降ったときの対策を決めておく**：雨用の服を用意する／屋内運動に切りかえる。

③ **記録をつける**：記録をつけると達成感が得られる。歩数計の無料アプリなどを活用してもよい。たくさん歩くとポイントやクーポンがもらえるなどお得な無料アプリもある。

④ **仲間をつくる**：めげそうなときは仲間と励まし合うなどソーシャルサポートも受けられて一挙両得。

⑤ **サークルに入る**：仲間と同じ目標を持つことで、頑張る気持ちになれる。

⑥ **フィットネスクラブに通う**：運動する習慣が身につく。運動後はクラブの風呂やサウナでくつろげる。

⑦ **レッスンを受ける**：何か楽しめるスポーツ（ダンス、テニス、卓球など）のレッスンを受けることも運動定着のコツ。

PART4 運動はメンタル機能全般に絶大な効果がある！

特別な運動をしなくても 生活の中で活動量を 上げればOK

忙しくて運動時間をとるヒマがないという人も多いかもしれません。
でも大丈夫です。わざわざ運動時間をとらなくても、
日常生活の中のちょっとした心がけで
身体活動量を上げることができます。

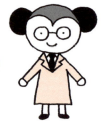

部屋の中でちょこちょこ動くだけでけっこうな活動量になります。できることから始めてみましょう。

100

日常生活の中でこまめに動く！　活動上手は脂肪を燃やす

　国立がん研究センターによる多目的コホート研究（JPHC Study）によると、筋肉労働や激しいスポーツをしていなくても、日常性の中で全体的によく動いている人は、がんも含めた総死亡リスクが低くなることが報告されています。つまり「どっかり椅子に座ったまま」の時間を減らし、暮らしの中でこまめに動くことが身体活動量を上げるコツなのです。

　3階までならエレベーターやエスカレーターでなく階段を使う、通勤電車は1駅前で降りて歩くなど、ちょっとした工夫でフィットネスクラブに通わなくても1日の身体活動量を上げることができます。

たとえば、こんなことにトライしてみよう

1. 駅でもショッピングセンターでもなるべくエレベーターを使わずに、階段を上る。
2. ちょっと遠くのコンビニエンスストアまで足を延ばしてみる。
3. 買い物や外出はなるべく車を使わずに、徒歩か自転車で。
4. 職場でもなるべく階段を使うことを心がけよう。
5. 家でも職場でも座りっぱなしはダメ。30分か1時間に1回は立ち上がって用事をこなす。
6. 男性も積極的に家事をすべし。掃除機をかける、風呂掃除をするなど家事も立派な運動。
7. ガーデニングや日曜菜園は身体活動が上がるうえ、ストレスや緊張をやわらげて、うつ病の予防・対策に効果的。
8. テレビを見ながらスクワットするといった「ながら運動」もやってみよう。

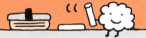

PART4　運動はメンタル機能全般に絶大な効果がある！

運動と睡眠の心地よい関係

よく体を動かした日に心地よく眠れることは、
多くの人が経験していることだと思います。
実際、運動習慣を持つことが睡眠の質をよくすることは、
海外の研究でもわかっています。

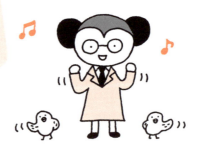

運動は質のよい睡眠を促し、よい睡眠がとれれば運動も苦ではなくなります。

運動習慣と睡眠に関する研究報告

　私たちの脳や体は、眠っている間に休息して疲れを癒すとともに、日中の活動で傷ついた細胞を再生・修復させています。

　睡眠で大事なのは、何時間寝たかよりも、いかにぐっすりよい眠りがとれたかという睡眠の質でしょう。運動習慣ができると、睡眠の質がよくなることが海外の研究で確認されています。具体的には寝つきがよくなり、途中で目覚める「中途覚醒」も減ります。

　また、眠りにはノンレム睡眠（脳が休息している状態）とレム睡眠（体が休息している状態）があります。脳の疲れをとり脳が休息している状態のノンレム睡眠には、脳の休息に応じたステージがあります。免疫システムなどに大きな影響があるのは、ノンレム睡眠の中でも睡眠直後におとずれるもっとも深い睡眠である徐波睡眠だといわれます。運動習慣ができると、この徐波睡眠が増えるとされています。さらには、全体の睡眠時間も長くなることが知られています[2]。

睡眠薬を飲む前に活動性を上げてみよう

　定期的に運動する人ほど、安定した深い眠りができるのです。心の病を持つ多くの人が不眠を抱えています。つらい不眠に対しては、睡眠薬に頼るばかりでなく、積極的に体を動かすことも必要です。

　ぐっすり眠ってさわやかに目覚められれば、翌日のパフォーマンスも上がり、気分も上がってくるはずです。

PART4　運動はメンタル機能全般に絶大な効果がある！

6

運動を楽しもう！

運動は好きではない、という人もいるかもしれません。
ヒトの体で足が占める割合が大きいところをみると、
人間は本来運動や移動が好きなのです。
運動を少しずつ続けていくと気分がよくなり、
運動が好きになります。
ぜひそれを体験してください。

運動を続けると体調が
いいことを実感できるよ
うになります。そうなれ
ばしめたものです。

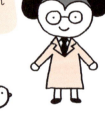

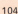

それでも運動しませんか？

　ヒトの体の特徴はといえば、一目瞭然、足がとても長いことです。哺乳類の中ではおそらく2足歩行がもっとも得意な動物であり、長時間にわたって長い距離を歩くことを得意としている動物です。ですから、30分間歩くことは、本来であれば難なくできることなのです。

　実際、歳をとってなんらかの病気になって歩けなくなると、筋肉が衰えて「フレイル」といわれる状態になり、心肺機能の低下に加えて認知機能も衰えていきます。意欲もなくなり、さらに体を動かさなくなって、日常生活がままならなくなり、やがて死を迎えます。

楽しく体を動かそう

　健康を保つための運動は、義務感でやっていては続きません。それ自体が楽しくなってやらなくてはいられなくなるのが目標です。どうすれば楽しく運動できるのか見つけること。それが継続の分かれ道です。さあ、残業などはさっさとやめて、スポーツサークルに通ったり、ひと駅手前で降りてウォーキングを楽しむなどして体を動かしてみてはいかがでしょう。

　なお、筋力を上げることは脳機能の働きと関連することが知られています。筆者の患者さんのデータでは握力を体格指数（BMI）で割った値は、記憶などの認知機能と比例する関係がみられています[3]。

　慣れてきたらスクワットや腹筋運動など、筋肉トレーニング（筋トレ）にもトライしてみてください。

PART4　運動はメンタル機能全般に絶大な効果がある！

運動する
時間帯に注意

運動する時間帯もできるだけ規則的にしましょう。
夜の遅い時間や夜中、起きたばかりの早朝は避けましょう。

運動前のウォーミングアップも忘れないでくださいね！

朝起きてすぐの激しい運動は危険

　朝起きてすぐの体の状態は、脱水状態にあることが多いので激しい運動は危険です。心筋梗塞は、未明から起床後１時間以内に起きることが多いと知られています。この危険な時間帯に激しい運動をするのは避けましょう。

　体の準備がまだ整っていない状態で急激な身体活動を始めるのは、かなりの負担になります。ましてや、それまで運動不足だったり、肥満気味の人が起きてすぐに走るのは危険です。運動をする場合は、体の準備が整った昼以降に行うのがいいでしょう。午後の運動が無理な場合は、夕方から夜にかけての時間帯がいいでしょう。

遅い時間帯の運動も NG、夕方がおすすめ

　夜遅い時刻に運動すると、クールダウンに時間がかかるため睡眠に支障が出ます。また、１日のうちで一番激しい運動をする時間帯がいつかということが日内リズムに影響を与え、夜の運動の時間に最高のコンディションになるように体内時計がセットされてしまいます。これでは大事な仕事の時間帯にパフォーマンスが下がってしまいます。実際、夜遅くにランニングしていると、夜中に頭もさえてきて元気になってしまい、午前中職場でボーっとしてしまう人がいます。運動をするのであれば昼ごろがベストです。昼は就業時間のため運動ができないという人は、夕食の前後がいいでしょう。仕事を定刻で切り上げて夕食前にやるか、あるいは夕食後に行う場合は遅くとも21 時までに運動が終わるようにしましょう。

PART4　運動はメンタル機能全般に絶大な効果がある！

運動で脳の
新しい神経回路が生まれる

動物実験やヒトの研究によって、運動は神経細胞を増やし、
記憶や情動で大切な海馬という
脳領域の体積を増加させることや、
認知機能を改善させることがわかってきました。

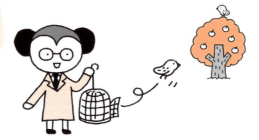

脳の中の神経回路ができていく様子をイメージすると、運動のモチベーションが上がるかも！

運動で脳の新しい神経細胞が増える

　2000年頃まで、出生後は新たな神経細胞ができないと考えられていましたが、その後いくつかの脳領域において、出生後にも新たな神経細胞が生まれる（神経新生とかニューロン新生と呼ばれる）ことがわかりました。さらに、神経新生を活発にするためには「豊かな環境」で生活することがよいことがわかってきたのです。たとえば、ネズミを使った実験[4]では、飼育ケージに輪回し器などの遊び道具を入れておいたほうが、そうでないケージで飼うより脳の海馬の神経新生が活発になり、またそれが輪回し器による運動効果であることもわかったのです。

運動は海馬の体積を増やし、脳を鍛える

　2011年にアメリカのピッツバーグ大学の研究者たちは、120人の高齢者を2つのグループに分けて、1年間、1つのグループには早歩きを入れたウォーキングを週に3回、別のグループには同じ時間にストレッチを行ってもらい、海馬の体積（MRIで測定）と記憶機能の変化を比較したところ、有酸素運動をした群は1年後に海馬の体積が約2％増加しましたが、ストレッチをした群（有酸素運動は行わなかった）は、体積が同程度減少しました。さらに、運動能力が高いほど記憶力のテスト成績がよく、海馬の体積が大きいほどテスト成績がよかったのです[5]。同様の研究はその後数多く行われ、運動が海馬の体積を増やし、認知機能を改善させることがわかってきたのです。

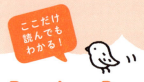

PART 4 の 超 ま と め

- □ 運動不足が脳の萎縮を招く。脳の健康に **運動は必須**。
- □ 運動や活発な身体活動は、**うつ病や認知症のリスクを下げる**。
- □ 特別な運動をしなくても、**1日5分間のウォーキング**からスタートして1〜2週間ごとに5分ずつ増やしていけばOK。
- □ **低い目標**を立てたほうが自分に自信がもてて、**長続きする**。
- □ エレベーターより階段、遠くのコンビニエンスストアまで足を延ばすなど、**日常生活の中でも身体活動**を増やせる。
- □ **運動をすれば心地よく眠れ**、心地よく眠れればパフォーマンスも上がる。
- □ 朝起きてすぐの運動と夜遅い時間の運動は避ける。**午後から夕方の運動**がベター。
- □ ウォーキングなど**軽い有酸素運動**が脳機能を高める。
- □ **少し息が上がる運動**を取り入れるとより効果的。
- □ **筋トレ**も取り入れるとさらに効果がアップ。

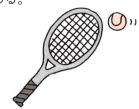

PART
5

心の病を遠ざける
働き方・余暇の過ごし方

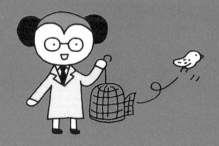

PART5　心の病を遠ざける働き方・余暇の過ごし方

「1日8時間労働」というとらわれ

政府が働き方改革を行っています。
かつてのモーレツ社員は時代遅れになり、
長時間労働＋休日出勤の"努力・頑張り型"から
適度なワーク・ライフ・バランスを保ちメリハリのある働き方の
"能率優先＋バランス型"への変化が求められます。

> 集中力は長時間保てません。ボーっとしているときこそいいアイデアが浮かびます。

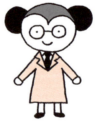

クリエイティブな仕事の流儀

　筆者の好きな作家に太宰 治がいます。
　39歳で早世したにもかかわらず、ワープロのない時代でも、270作以上にもなる作品を残したというのは驚異に値すると思います。その太宰がもっとも多作であったころに「午後三時まで仕事して、三時以後は、ウナギ屋でお酒を飲み、へとへとに疲れてゐます。」と記しています。
　このころ太宰は、朝起きて弁当をもって近くのアパートに"出勤"し、午前中は原稿書きに集中し、弁当を食べてさらに午後3時まで仕事をして、あとは近所の店で酒を飲んで過ごすという生活でした。

集中→リラックスの緩急をつけた働き方が、よい仕事を生み出す

　朝8時から働いたとしても、弁当の時間を除き6時間程度の仕事でへとへとになる。そのあとは、酒を酌み交わしながら英気を養う。それによって太宰 治はあれだけの作品を世に残した。思うに、このような生活がもっとも効率的でクリエイティブなのかもしれません。
　我々凡人が9時から17時まで仕事をしたところで、何ができるでしょうか。筆者も仕事をしていると、時間がたつにつれて集中力が低下し、15時以降は確かに惰性で仕事をしている自分に気づきます。
　仕事は、集中→リラックスというメリハリがあることで、能率よくこなせて、かつクリエイティブなアイデアもわいてくるものだと思います。

PART5 心の病を遠ざける働き方・余暇の過ごし方

長時間労働は
うつ病に直結する

長い時間働けば、休養する時間や睡眠時間が減ります。
仕事の効率が落ちるだけでなく、
うつ病を引き起こすこともあります。

長時間労働は、心と体の病気を引き起こすだけで何もいいことがありません。

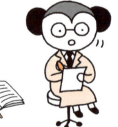

先進国とは思えない長時間労働の実態と非効率

　日本は先進国の中で、長時間労働が突出して多いことが知られています。しかも、夏休みが少なく、1日の平均労働時間が長いわりには先進国の中で1人当たりのGDPが最低のほうにランクされています。
　つまり、労働効率が著しく低いことがわかります。長時間労働はうつ病に直結し、うつ病になると長期欠勤となり、健康保険の団体は傷病手当を支払うことになりますので、本人だけでなく、社会全体としても損失になります。

適切な労働時間は人それぞれ

　筆者の外来には心を病んだ患者さんが多く訪れます。多くの人たちが仕事をしたい気持ちを持っています。そうして、それぞれの患者さんには、それぞれ適正な労働時間があるのではないかということをよく感じます。
　残業さえしなければ体調を崩さずにやっていけた人、1日5時間なら働けるが6時間になると息切れして遅刻や休みが増えた人、月に15日ぐらいのパートタイマーの仕事なら問題ないが正社員になった途端にうつ状態を再発した人、などなど。
　1日8時間労働というのは、なんの根拠があるのでしょうか？
　私たちの先祖である狩猟採集民族は、1日3時間程度"働く"だけで、その日1日の糧を手に入れて、それ以外の時間は仕事などしませんでした。筆者の意見を述べさせてもらうなら1日に5時間以上働けば勤務時間数は各自が柔軟に決めていいというのが、あるべき姿ではないかと思います。

PART5　心の病を遠ざける働き方・余暇の過ごし方

残業はあくまでも例外措置と考えよう

働き方改革が始まって、「残業はするな」といわれても、
実際には残業の減らない職場もあるでしょう。
「残業時間が減らないのは自分の努力が足りない」と
考えてしまうのは危険です。

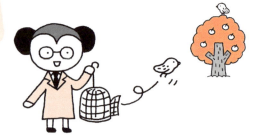

うつ病にならないような働き方をして、自分の能力を発揮しましょう。

仕事をこなしきれないと思ったら、早めに SOS を出す

　日本では遅くまで会社に残って仕事をするというのがあたりまえのように考えられている現実があるようです。しかし、前節でもお話したように 8 時間労働でも多すぎるくらいで、それ以上の長時間、集中して仕事などできるはずもないというのが実際のところでしょう。

　上司から仕事を依頼されたとき、「自分には無理かな」と思ったら、早めにそう言っておいたほうがいいでしょう。

　引き受けるとしても、「自信はありませんが、試しにやってみます」という態度を示すことが大切です。そうして、引き受けてみて残業が多くなるようなら、やはり早めに SOS を出しておくことが大切です。

長時間労働でうつ病を発症するパターン

　頑張り屋さんは、無理な仕事を頼まれても残業をしたり、仕事を自宅に持ち帰ったりして何とか乗り切ろうとします。運よく乗り切れればそれで一応 OK ですが、うまくいかないと「時間内にできないのは自分の努力が足りないのだから」と考えて無理を続けた結果、力尽きて病気になるのが典型的なうつ病発症パターンです。「自分の努力が足りない」などと考えるのは危険ですし、「何もかもやろう」というのは自分の思い上がりである可能性があります。8 時間集中してもできない仕事であれば、まあ、自分にとって無理難題を課されていると考えた方がいいでしょう。残業はあくまでも「例外的措置」であって、常態化させるべきものではありません。

PART5　心の病を遠ざける働き方・余暇の過ごし方

効率よく働くために知っておきたいこと

効率のよい働き方をするためには、
いうまでもなく仕事に集中することが大切です。
ここでは、そのために必要な2つのポイントを紹介しましょう。

仕事の山を前にしてため息をつく前にトライしてみてください。

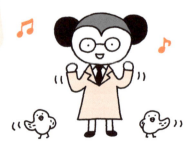

仕事はできるだけ細分化して簡単なことにしてしまう

　難しい仕事を前にすると、「大変だ」ということで頭が一杯になってしまって、ただあせるばかりで仕事に集中できないという事態が往々にして生じます。

　小さなパニックを起こして仕事に集中できなくなってしまうのですが、そうした大変な仕事も、小さな仕事に小分けして「簡単なこと」の連続にしてしまえば、集中して取り組むことができます。

　まずはじっくり仕事全体を見て、簡単にできることから始めましょう。それが終わったら、「次に簡単なことは何か」を見つけてやりましょう。その連続で仕事をしていくと、やがてゴールが見えてきます。

気が散るものはシャットアウト

　物事に集中するためには、いうまでもなくよけいな刺激が入らないことが大切です。作家がホテルに缶詰めになって原稿を書いたりするのはそのためです。職場では、いろいろな刺激に満ちていて、注意がそがれることが少なくありません。そうした刺激をいかにシャットアウトすることができるかも大切な点です。スマートフォンの電源は切っておきましょう。パソコンのメール通知の設定もオフにしておいたほうがよさそうです。

　また、机の上は整理整頓をしておくことで、集中力も増し、やる気も出ます。余分なものは机の中にしまって見えなくしておきましょう。

　しかし、集中力が続くのは1時間程度です。そのくらいで休憩を入れます。

PART5 心の病を遠ざける働き方・余暇の過ごし方

5 自分に向いた仕事をする

会社などの組織では、
必ずしも自分が希望した仕事を割り当てられるとは限りません。
しかし、できるだけ自分に合った仕事をするように
環境をつくることが大切です。

> 自分に合った仕事というものがあります。得意なことは人それぞれだということです。

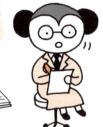

異動や昇進がきっかけで心の病になることが少なくない

心の病のきっかけになりやすいものに職場の異動があります。それまで職場でうまくやってきた人が、新たな部署に移り、仕事内容が自分に合っていない場合、強いストレスを受けるようになります。また職場の人間関係も変わるので、サポートも受けられないと、さらにストレスが強くなります。特に、直属の上司のサポートが得られないと状況は厳しくなります。

昇進も心の病の発症のきっかけになることが少なくありません。昇進はうれしいことではありますが、うれしいのは一時のことであって、責任は重くのしかかります。たとえば、これまでの現場の仕事から管理的な仕事へと仕事内容がガラッと変わりプレッシャーが強くかかるなどは要注意です。

仕事がうまくいかないのは、自分に合っていないのかも

異動をきっかけにしてストレスの強い職場に移ってうつ病になった人には、抗うつ薬を処方してもなかなか治りません。さらに、自殺の危険も高くなります。

しかし、異動をきっかけにうつ病を発症し、「前の職場がよかった」という患者さんの場合、実際に前の職場に戻ることができると、すぐにすっかりよくなってしまうという特徴があります[1]。

仕事がうまくいかなかった場合、反省することはもちろん悪いことではありませんが、あまりにも自分を責めたり、反芻（失敗したことを何度もくり返し考える）をしても何もいいことはありませんので、やめましょう。

PART5 心の病を遠ざける働き方・余暇の過ごし方

気をつけたい光 ブルーライト

現代社会は人工的な光に満ちています。
その中でも気をつけたいのが
パソコンやスマートフォンのディスプレイから発するブルーライトです。
眼精疲労や不眠のもとになります。

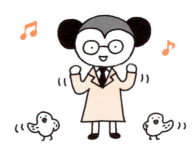

ブルーライトは「脳の時計」が反応する光です。夜は避けましょう。

VDT作業は1時間に1回の休憩が必要

　ブルーライトとは、可視光線の380～500nm（ナノメートル）の紫から青色の短波長光を指します。可視光線の中でもっとも波長が短く、それ以上波長が短い光は紫外線となり、ビタミンDの産生を促します（p.78参照）。パソコンやスマートフォン、液晶テレビなどのLEDディスプレイやLED照明には、このブルーライトが多く含まれています。ブルーライトは強いエネルギーを持ち、眼の角膜や水晶体を通り越して網膜まで到達し、眼以外にも体の疲労を引き起こします。厚生労働省の「VDT（ビジュアルディスプレイ端末）作業における労働衛生管理のためのガイドライン」によれば、1時間以内に10～15分の休憩を1回とることが望ましいとされています。

夜のブルーライトは、睡眠─覚醒リズムを乱す元凶

　脳にある中枢の時計は、睡眠─覚醒リズムをつかさどる体内時計のいわば飛行場の管制塔のように支配しています（p.22参照）。この中枢時計は網膜にある光受容体に、460nmという強いエネルギーを持つ光のみに反応します。つまりブルーライトこそ体内リズムを整え、健康を維持する上で重要な役割を果たす光なのです。本来、ヒトは太陽の光に同期して生活リズムをつくることで、夜は休息─昼は活動というリズムを形成してきたのです。しかし、夜にブルーライトに当たると、このようなしっかりとしたリズムが形成されず、不眠の原因となったり昼にイマイチ全力が出せなかったりします。夜、パソコンやスマートフォンを見るのはできるだけ避けましょう。

PART5　心の病を遠ざける働き方・余暇の過ごし方

インターネットやゲームにはまると生活がすべて破壊される

現代文明化の最大の恩恵の1つは
インターネットの発展でしょう。
それと同時に発達した仮想現実—バーチャルリアリティも
大きく生活を変化させました。
しかし、技術の発展は恩恵と同時に害悪をもたらすのは世の常です。

レストランなどで、各自スマートフォンを眺めて会話がない家族をよく目にします。

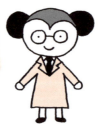

インターネット／バーチャルリアリティによる現実遊離

　インターネット依存、ゲーム依存症という大問題が起きています。そうして、実際の人間関係を築くことなく、インターネットでの人間関係というバーチャルリアリティの世界にのめりこむようになる人が少なくありません。インターネットでの人間関係は匿名性があるために気楽に楽しめる面がありますが、これにのめりこむと現実の人間関係がわずらわしくなったり、実生活での意欲を失う傾向も出てきます。また、情緒不安定になり、キレやすくなったり、イライラしやすくなったりすることも指摘されています。インターネットのページの多くは広告収入で運営されています。ですから、できるだけアクセスが多く、長くなるように巧みな仕掛けがなされているのです。

インターネット依存はすべてを破壊する

　スマートフォンやゲームにのめりこんでいる場合、たいてい、生活が夜型になり、睡眠不足になります。また、深夜におなかがすいて夜食を食べるようになり、肥満になるほか、食生活のバランスが崩れてきます。このように、バーチャルリアリティにはまると、食、運動、睡眠という生活習慣の基本3要素をすべて破壊していくことになります。

　さらに画面を見続けることによる視力の低下、腰痛症、筋力低下、そうして最終的に脳の働きも低下していきます。ひどい場合、ずっと同じ姿勢でゲームなどをやり続けることによってエコノミークラス症候群になって亡くなった例も報告されています。

PART5　心の病を遠ざける働き方・余暇の過ごし方

「メディア拘束ストレス」を避ける

人と人とのつながりをもたらすソーシャルメディアですが、
絶えずそれを見ていないと
取り残される不安を感じる人が少なくありません。
ソーシャルメディア依存にならないよう気をつけましょう。

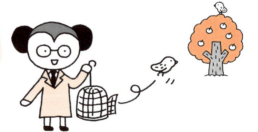

ソーシャルメディアに振り回されて、大事な時間を浪費していませんか？

「つながり」に縛られないよう、適度な距離感を持とう

　今は、スマートフォンやパソコンから、電子メール、LINE、Facebookなど、刻々と入る情報源があります。いくつものLINEグループに参加して、そのメンバーと四六時中やりとりをしている人もよく見かけます。

　また、電子メールが届くごとにパソコン画面に通知される設定にしておくと、ついついそれを見てしまって、仕事が中断します。Facebookも"友達"が何かアクションするたびに通知が入り、それをつい見てしまう……。そんなことをしていて、仕事がはかどるはずはありません。

　集中して仕事をするためには、電子メールのチェックを1時間に1回に決めるなど、仕事が細切れにならないよう注意すべきです。前述のとおり集中力が続くのはせいぜい1時間なので、気分転換に電子メールをチェックするのもいいでしょう。

睡眠のためにも、夜間はスマートフォンを見ない心がけを

　また、夜遅い時間（たとえば22時以降）になったら携帯電話やスマートフォンは遠くに置いておき、見ないようにするのがいいでしょう。これは睡眠のためにもとても効果的です。

　夜勤でもないのに22時以降に上司から仕事の連絡が入ってくるような生活をしていては、息抜きができずストレスがたまります。職場の上司も夜間や休日に仕事の連絡を入れたりするのは、あまり褒められたものではありません。

PART5 心の病を遠ざける働き方・余暇の過ごし方

9 休日は「ゆる登山」のすすめ

疲れているから、休日はもっぱらごろ寝と
決めている人も多いかもしれません。
でも横になってばかりいても脳の疲れはとれません。
むしろ、適度な運動をする「アクティブレスト（積極的休養）」のほうが、
精神的な疲れには有効です。

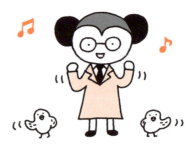

疲れたな〜と思ったら、非日常の場所で癒やされよう！

積極的に癒やしの時間を持とう

　ガーデニングを楽しんだり、ペットと触れ合ったり、癒やしの時間を持つと心身がリフレッシュします。家で過ごす休日もよいですが、たまにはアウトドアレジャーを楽しんでみてはいかがでしょう。

　おすすめは、駅に近い低山を楽しむ「ゆる登山」です。新鮮な空気を吸い、美しい緑や川のせせらぎに触れることは、癒やしの効果があります。都会で働いている人は喧噪(けんそう)から離れ、自然に触れることによって、自分が普段やっていることを客観的にみることができ、「つまらないことを気にしても仕方ない」という気にさせてくれます。

科学的に認められている森林浴の効用

　また、森林の樹皮からはフィトンチッド (phytoncide) と呼ばれる健康によい揮発性物質が放出されています。フィトンチッドは樹木が傷つけられたときに微生物から自らを守るために樹木が放出する殺菌作用がある物質で、抗菌作用や抗がん作用などの免疫を高める効果のほか、抗酸化作用、リラックス作用なども報告されています。リナロールと呼ばれるラベンダーやベルガモットなどのアロマの成分で構成されています。

　筆者らはリナロールを吸入すると、脳の上側頭回〜島の領域、前帯状回の血流が低下することを報告しました[2]。これは、この領域の脳活動が低下し、リラックス効果がもたらされる可能性を示唆しています。次回の休みに「ゆる登山」を試してみませんか？

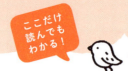

PART 5 の超まとめ

- □ **長時間労働**はうつに直結する。
- □ 仕事が多くてこなしきれないと思ったら、**早めに上司に SOS** を出す。
- □ 仕事は**細分化して簡単なところ**からやっていく。
集中できるように気が散るものはシャットアウトする。
- □ 異動をきっかけにうつ病になる人も少なくない。
できるだけ**自分に向いた仕事をする**。
- □ パソコンやスマートフォンが発する**ブルーライト**を夜浴びると、**睡眠―覚醒リズム**が乱れてしまう。
- □ 「少しなら大丈夫」と始めたインターネットやゲームが、健康と生活を破壊する。依存症になる前に**遠ざけることを意識**しよう。
- □ 休日はごろ寝より**アクティブに動く**ほうが脳の疲れがとれる。

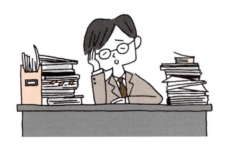

PART 6

脳を守り脳を修復する睡眠の力

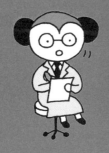

PART6 脳を守り脳を修復する睡眠の力

生活習慣の 基本としての睡眠

睡眠不足は、注意力や作業能率を低下させます。
ときには、事故を引き起こし、人生を台無しにしてしまう場合もあります。
良質な睡眠はうつ病予防のためだけでなく、
活力ある生活のために必要な最重要項目であるといえるでしょう。

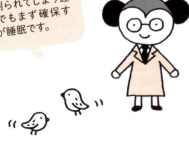

忙しいときに、まっさきに削られてしまう睡眠。でもまず確保すべきが睡眠です。

不眠は「うつ」に直結する

　うつ病になると9割近くの人になんらかの不眠症状がみられます。中でも寝ても寝たりないと感じる、睡眠による休養感の欠如は、もっとも特徴的な症状と考えられています。また、不眠の症状がある人は、うつ病にかかりやすいことも知られるようになりました。

　実際、うつ病になる前にまず「眠れなくなり、疲れがたまっていく」状態がみられます。うつ病に限らず、睡眠時間が不足していたり、睡眠による休養が十分得られなくなると、日中の注意力や集中力の低下、意欲の低下などが起こります。さらには頭痛や胃腸の不調などが現れることは誰でも経験したことがあるでしょう。

　睡眠不足→日中のパフォーマンスの低下→ストレスの増加→勉強や仕事の能率が悪くなる→さらに睡眠不眠になるといった悪循環が続くことによって、うつ病にむかって突き進むことになります。

朝日が夜の眠気を連れてくる

　不眠の人が朝やるべきことは、15分間の日光浴です。

　日光に当たることは体内時計をリセットして脳を活動準備状態にしますが、それだけではありません。朝日を浴びて約16時間後に睡眠ホルモンのメラトニンが分泌されて、自然と眠気が出てきます。

　朝日には夜の入眠効果もあるのです。

PART6 脳を守り脳を修復する睡眠の力

不眠と肥満の悪循環に気をつけよう

睡眠不足は肥満を招き、
肥満の人は睡眠の質が悪いことがわかっています。
また不眠や肥満はうつ病と密接なつながりがあります。
質のよい睡眠をとることを心がけ、
負のスパイラルから抜け出しましょう。

> ダイエットの効果が上がらない人は、よい睡眠がとれていないのかもしれません。

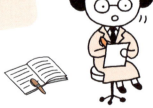

よい睡眠がとれないと肥満になる

　よく眠っている人は肥満になりにくいことがわかっています。そのメカニズムとしては、睡眠時間が長いとレプチンという食欲を抑えるホルモンの分泌量が豊富になり、グレリンという食欲を増やすホルモンの分泌が減少することが知られています。一方睡眠不足の人はその逆で、食欲を抑制するレプチンが減少し、食欲を亢進させるグレリンの分泌が増加します。肥満の人は、睡眠の質が悪いことがわかっています。体重が増えてくると食事制限によるダイエットばかりに気をとられがちですが、睡眠の質にも目を向けましょう。よい睡眠がとれると、ダイエットの効果も上がるはずです。

不眠→肥満の悪循環から脱却しよう

　夜食は肥満につながるだけでなく、睡眠の質も低下させます。眠っている間も胃が消化活動を続けるために、脳や体が休まることがなく、睡眠の質が落ちてしまいます。食事は寝る前の2～3時間前には終わらせて、すっきり眠りにつきましょう。おながかすいて我慢できないときは、乳酸菌飲料などヘルシーで胃に負担をかけない消化のよいものをとるようにしましょう。質のよい睡眠がとれないと、疲れが癒えないので日中に十分な活動ができにくくなります。その結果、不眠→食欲が増し食べすぎる→活動量が減る→肥満になる→睡眠の質が低下し、さらに不眠になる、という悪循環におちいってしまうのです。逆に日中によく活動できれば質の高い睡眠がとれ、食欲も適度に抑えられよい循環が生まれます。

PART6　脳を守り脳を修復する睡眠の力

自分に合った生活リズムを決めよう

活力ある生活を送るためには、
規則的な睡眠―覚醒リズムが大切です。
「自分の生活時間」を決めておきましょう。
生活リズムをつくるポイントは、起床時刻を一定にすることです。

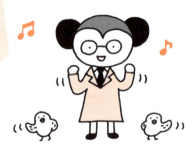

ドイツの哲学者カントは、非常に規則正しい生活を長年続け、決まった時間に寝起きしていたことが知られています。

必要な睡眠時間には個人差があるが、一般に6時間以上8時間未満

　睡眠時間は、一般に10歳代前半までは8時間以上、25歳で約7時間、45歳には約6.5時間、65歳になると約6時間というように、20年ごとに30分ぐらいの割合で減少していくとされています。個人差はあるものの、必要な睡眠時間は6時間以上8時間未満のあたりにあると考えるのが妥当でしょう。いずれにせよ昼間に過度に眠くならなければOKで、必要な睡眠時間は人それぞれです。必要以上に長く睡眠をとったからといって健康になるわけではありませんし、「寝だめ」で睡眠を貯金することもできません。

理想の起床時刻は5時ごろ？

　睡眠―覚醒リズムを一定にするうえで大切なのは、就寝時間ではなく「起床時刻」を一定にすることです（次節参照）。それでは何時に起きればいいのでしょうか？　季節や地域で若干異なるものの、おおむね6時ごろに日の出となり、18時ごろ日の入りになります。理想的な睡眠時間を7時間とすると、20時半〜3時半の間に睡眠をとると「太陽が沈んでいる時間帯のど真ん中」に眠っていることになります。しかし20時半の就寝では、社会生活上不都合もあるでしょう。一方、一年のうちでもっとも日が長い夏至では、日本では4時半ごろに日の出になります。7時間睡眠なら22時就寝、5時起床くらいが「太陽に合わせた睡眠時間帯」ということになるでしょう。5時に起きれば朝にひと仕事して、バランスのよい朝食をしっかり食べて、朝日を十分に浴びて生活を始動することができます。

PART6 脳を守り脳を修復する睡眠の力

4 よい睡眠をとるためのポイント①

寝床との付き合い方

よい睡眠習慣をつける基本の1つは、
就寝時刻にこだわらず、眠くなってから寝床（ねどこ）に入ることと、
起きる時刻を一定にすること。
必要以上に寝床にいると眠りが浅くなり、
睡眠の質が低下します。

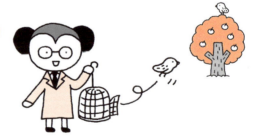

「早寝→早起き」ではなく、「早起き→早寝」を心がけましょう！

眠くなってから寝床に入り、起きる時刻は遅らせない

　眠ろうと頑張っても眠れるものではないし、「眠らないといけない」と、あせればあせるほど眠れなくなるのは、誰もが経験したことがあるでしょう。気持ちよく眠りに入るためには、1日きちんと活動して、夜自然に眠くなってから寝床に入るのがいいのです。眠くないのに布団に入ってもんもんとしていると、「寝床＝眠れない苦しい場所」という条件づけ（考えのつながり）が頭の中で形成されてしまい、不眠症（神経症性不眠）の原因となります。眠れないのでは？　という恐怖感が交感神経を刺激し、興奮してますます眠れなくなるのです。こうした場合、いったん寝床を出てリラックスできる音楽などで気分転換し、眠気を覚えてから再度寝床に入るようにします。「何時に寝る」という固定観念にあまり縛られないようにしましょう。

心の病のときは、必要以上に長く寝床で過ごさない

　眠りが浅く何度も夜中に目が覚めてしまう場合は、寝床で過ごす時間が長すぎる可能性が考えられます。特に心の病で長期間の自宅療法をしていると、長く寝床で過ごしてしまいがちです。また不眠でよく眠れない場合「8時間眠らないと起きてから不調になるのでは？」などと心配して、あまり眠気がないにもかかわらず寝床で長く過ごすようになる人もいます。しかし、必要以上に長く寝床で過ごしていると、徐々に眠りが浅くなり、夜中に何度も目覚めるようになります。このような場合、積極的に遅寝・早起きにして寝床で過ごす時間を必要以上に長くしないように正すのがいいでしょう。

5 よい睡眠をとるためのポイント②

環境づくり

よい睡眠のためには、
就寝前に「就寝モード」に入っていく工夫が必要です。
ぬるめの温度での入浴、部屋の照明の調整、香りなど。
忘れられがちなのが、自然に覚醒するための工夫で、
寝室に太陽光が少しでも入るようにしておくといいでしょう。

> なかなか朝起きられない人には、大声で怒鳴って起こそうとするより、まず部屋を明るくすることが大切です。

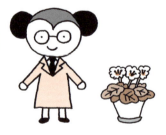

眠りを誘う就寝前の工夫

　ブルーライトを浴びないようにすることはすでに述べましたが（p.122参照）、夜は全般的に光の量を減らすことで、睡眠誘発物質であるメラトニンが生成されます。入浴は睡眠に有効ですから、ぬるめと感じる湯温（38〜40℃）で適度な時間、ゆっくりお湯につかるとよいでしょう。また、部屋の温度や湿度を心地よい状態にエアコンなどで調整し、気になる音はできる範囲で遮断しましょう。ラベンダーなどの香りも脳を休めてくれます。なお、p.106で夜遅くの運動は睡眠を妨げると書きましたが、夫婦生活（性行為）は例外的に睡眠を妨げず、むしろ睡眠促進の方向に働きます。

寝室に太陽光が入るようにする

　「自然に起きられる工夫」も大切です。太陽の光は、日の出から徐々に強くなります。本来、眠っている状態でも日の出の薄明かりが脳の体内時計を刺激し、それによって体が「起きるモード」に徐々に整えられていくと考えられます。

　しかし、カーテンを閉め切り、太陽光を完全に遮断した部屋で眠り、目覚まし時計の音だけで起きようとすると、太陽光による準備がないため、体は急激で不自然な覚醒を余儀なくされます。ですから太陽光が入る部屋で寝たほうが、自然に無理なく起きられます。外から見られるのが嫌な人は、カーテンを少しだけあけたり、光を通す障子でさえぎるなどの工夫をすればいいでしょう。

PART6 脳を守り脳を修復する睡眠の力

6 よい睡眠をとるためのポイント③

してはいけないこと

良質の睡眠をとるためには
やってはいけないことがいくつかあります。
ここでは深い睡眠を妨げる行動を紹介しましょう。

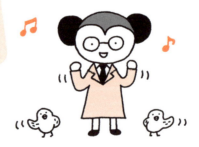

寝る前にやっていた「いつもの習慣」が不眠の原因をつくっていたのかも。

実は寝酒は、不眠のもと

　お酒を睡眠薬がわりに飲むことは、かえって不眠のもとになります。確かにアルコールを飲むと眠くなりますが、睡眠が浅くなるために夜間や早朝に目覚めてしまい、熟睡感が得られません。また、アルコールは慣れが生じるので、同じ効き目を得るために必要な量が徐々に増えていきます。飲酒量が増えると、アルコール性肝障害などのリスクが高まります。なお、睡眠薬を飲んでいる人は、薬とアルコールを一緒に飲むのは絶対にやめましょう。睡眠薬の作用が増強されるだけでなく、記憶障害やもうろう状態などの意識障害が起きるリスクが高まり、危険です（アルコールについてはp.57も参照）。

カフェインやニコチンも不眠の原因に

　カフェインはコーヒー、緑茶、紅茶、ココア、栄養・健康ドリンク剤などに多く含まれており、頭を覚醒させ、作業能力を高める作用があり、試験などの集中力を必要とする作業の前に飲むと効果があります。逆に、寝る前にカフェインをとると寝つきが悪くなったり、睡眠が浅くなったりする傾向があるため、就寝前の3～4時間は摂取を控えたほうがよいでしょう。カフェインには利尿作用もあるので、夜中にトイレに起きる要因にもなります。なお、緑茶成分のテアニンは、睡眠を促進する作用があり、カフェインの作用を抑えることも知られていますので、活用してみてもいいでしょう。

　喫煙は生活習慣病のリスクを高めますが、就寝前の喫煙はニコチンの覚醒作用により、入眠を妨げ、睡眠を浅くすることも知られています。

PART6　脳を守り脳を修復する睡眠の力

週末の寝だめよりも20分間の昼寝

平日は仕事でクタクタ。
週末に寝だめをする人も多いのではないでしょうか？
でも寝だめは睡眠―覚醒のリズムを乱してしまいます。
週末の寝だめはおすすめできません。

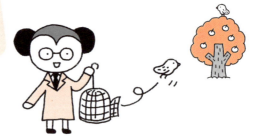

疲労解消のために日曜日に寝だめをしたのに、睡眠不足で月曜日を迎えては本末転倒ですね。

「社会的時差ぼけ」に注意

　仕事が忙しいときや、長時間通勤などで疲れがたまっていると、休日は昼ごろまで寝て疲労を回復しようという人がいます。このように勤務がある日とない日で睡眠時間帯が異なるケースを「社会的時差ぼけ」といい、肥満、糖尿病、うつ症状との関連や、アルコールの飲みすぎ、喫煙とのつながりが指摘されています。土・日曜日に遅くまで寝ていれば、当然日曜日の夜はいつまでも眠気がおとずれません。結局、睡眠不足で月曜日の朝を迎え、不調を抱えて週のスタートを切ることになりかねません。特に若年世代では、平日と比べて休日は起床時刻が2〜3時間程度遅くなることが知られており、体内時計がずれてしまいがちです。休日の寝だめはほどほどにしましょう。

「究極の休憩」昼寝を活用しよう

　たいていの会社では、昼に45分〜1時間程度の休憩時間があるのが普通です。職場での休憩時間の理想的な過ごし方は、しっかり休憩することです。休憩時間に仕事をしていると仕事熱心に感じるかもしれませんが、休憩時間はきちんと休むのが、「本当に仕事熱心な人」の過ごし方なのです。

　休憩の仕方にもいろいろありますが、究極の休み方は昼寝です。会社で寝るのは不謹慎などと考えるのは大間違いです。この時間帯に15〜20分間程度の仮眠をとることは、午後の仕事の能率を高めるのに絶大な効果があります。日中の一番暑くなる昼ごろに眠くなるのは、人間本来のリズムにも合っています。休日の寝だめは避けて、平日の昼寝を活用しましょう。

PART6　脳を守り脳を修復する睡眠の力

睡眠時無呼吸症候群に要注意

昼間に眠くなっては仕事の能率が上がりませんし、
交通事故などの大惨事にもつながりかねません。
昼に眠くなる人は「睡眠時無呼吸症候群」かもしれません。
これも生活習慣病の1つです。

肥満の人、顎(あご)が小さく細長い顔立ちをした「弥生顔」の人、扁桃腺(へんとうせん)肥大の人は注意を！

寝ている間に呼吸が止まり何度も目が覚める

　昼間の時間についウトウトしてしまう、大事な会議中でも寝てしまう、などの人は「睡眠時無呼吸症候群」の可能性があります。この病気は、睡眠中に10秒以上続く無呼吸または酸素欠乏を伴う低呼吸が、1時間に5回以上あるいは1晩に30回以上起こり、日中の活動に支障をきたす状態をいいます。夜中に気道（空気の通り道）が閉塞して無呼吸になり、苦しくなって何度も目が覚めて熟睡できないために、昼間の眠気が強くなります。肥満によって睡眠時に気道が詰まりやすくなることが原因となるため、睡眠時無呼吸症候群の治療や予防のためには、肥満を解消することが大切です。

治療により改善することができる

　睡眠時無呼吸症候群では、夜間に体が酸素不足になるため、不足した酸素を補おうとして体中に酸素を運ぶ血液の濃度が濃くなります。血液がドロドロになり、高血圧、糖尿病、脳卒中、心疾患などのリスクが上がります。また、うつ病のリスクを高めることも指摘されています。

　健康診断で赤血球やヘモグロビンの値が標準より高い人、昼間強い眠気がある人、いびきがうるさいといわれている人は、睡眠の専門医を受診しましょう。持続陽圧呼吸という器具を使って治療すると質のよい睡眠を取り戻せます。そうして肥満を解消し、気道の閉塞が起きないようにすることで、完全に回復することができる人も少なくありません。ほかに、手術で気道を広げる治療法などもあります。

PART6　脳を守り脳を修復する睡眠の力

その他よくみられる睡眠障害

睡眠時無呼吸症候群以外にも、
よくみられる睡眠障害を解説します。
十分に睡眠時間をとっているのに、昼間眠気が強い人は、
早めに専門医を受診しましょう。

> 昼間過剰な眠気があると、生活に支障をきたします。放っておいてはいけません。

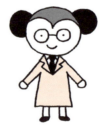

よくある睡眠障害

- **神経症性不眠**：寝つきが悪くなる病態で、広い意味での不眠症を指す。
- **むずむず脚症候群（レストレスレッグス症候群）**：夜間などの安静時に脚（太ももからふくらはぎ、足首など）がむずむずして眠れなくなる病気。日本人の2〜3％が罹患しているとされる。
- **周期性四肢運動障害**：睡眠中に手足がピクっとなることが何度となくくり返し起こる病気。中途覚醒し、不眠になる。
- **レム睡眠行動障害**：睡眠中に叫んだり暴れたりといった行動異常を起こす。50歳以上の男性で多くなる。

気になる症状のある人は、早めに専門医を受診して

　このほか、うつ病の多くでは、寝つきが悪く、早朝に目が覚めたり、熟睡感がないなどの特徴的な不眠を示します。こうした特徴的な睡眠障害を初期のうちに発見し適切に治療することは、うつ病の悪化を予防することにつながります。また、きちんと睡眠時間が確保されていても日中の眠気や居眠りで困っている場合は、ナルコレプシーなどの過眠症の可能性もあるので、専門医を受診して適切な検査を受け、対策をとることが大切です。
「睡眠クリニック」や「不眠外来」などの看板を掲げて診療している医師、あるいは日本睡眠学会の認定医師（**http://jssr.jp/data/pdf/list/nintei_ishi.pdf**）のいる病院に行ってみるのがおすすめです。

PART6 脳を守り脳を修復する睡眠の力

10

睡眠薬との賢い付き合い方

適量の睡眠薬は病気療養に役立ちますが、
ときに飲みすぎてしまう人がいます。
睡眠薬漬けになる最悪のパターンに
おちいってしまわないように注意しましょう。

人間、ずっと起き続けることなどできません。眠れない夜は「いつかは眠れる」と大きく構えてみましょう。

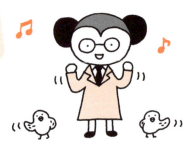

睡眠薬依存になるパターン

　睡眠薬を飲むと、人によっては薬が残り昼ごろまで寝て、うとうとしてしまうことがあります。そうなると夜寝つきが悪くなるため、薬の増量を主治医に要求してしまいがちです。睡眠薬が増えれば昼間の眠気がさらに強くなる→夜の寝つきが悪化し、再び医師に薬の増量を要求する→薬がさらに増えていく悪循環におちいります。このように要求されると、医師としては患者さんが満足するならと、あまりよくないと思いつつも薬の増量に応じてしまうことがあるようです。その結果、患者さんは昼間まったく元気がなくなり「病気がひどくなった」と筆者の外来を訪れる人もいます。これは病気の悪化ではなく、睡眠薬の慢性中毒で体も頭も働かなくなった状態です。薬を徐々に減らしていけば自然に元気が出てきます。

睡眠薬は1日1錠が原則

　睡眠薬は眠れないときだけ服用（頓服）か、1日1錠が原則です。どんなに多くても1日2錠までにしましょう。睡眠薬の最大用量は薬剤ごとに決められていますが、最多何種類まで使っていいという規定はありません（1日4種類以上の使用は、保険診療で報酬がカットされる規定はありますが）。しかし、1日2錠を超えて服用するのはやめましょう。眠れなければ、「眠らないで生きることはできない。そのうち眠れるだろう」と考えてください。患者さんは寝ていないと思っていても、家族によれば「よく寝ている」というケースも少なくありません。

PART6 脳を守り脳を修復する睡眠の力

⑪ 人間本来のリズムで生活にメリハリを！

昼の時間帯に自分の能力を最大限に発揮するには、
夜間の休養と質の高い睡眠をとることが必要です。
毎日一定のリズムで過ごし、昼は交感神経、
夜は副交感神経をしっかり働かせましょう。

昼夜逆転生活は、脳にとってよいことではありません。

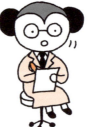

ストレスホルモン「コルチゾール」のリズムが大事

　ストレスホルモンであるコルチゾールは、朝方に分泌が高まり、夕方になると徐々に減少する日内変動を示します。コルチゾールは副腎皮質という腎臓の上の小さな臓器から血中に放出され、エネルギー源である糖の産生を促し、外からエネルギーを補給できない睡眠時には、脂肪やグリコーゲンを燃やしてエネルギーにかえる働きをしています。また、アドレナリンやドーパミンなどの合成を促進するとともに、交感神経系の活動を高め、脳の活動状態を引き上げます。コルチゾールが高まると記憶機能も高まります。これらの反応はすべてストレスや活動に備えるためのものです。つまり、コルチゾールの分泌は朝方に高くなり、起床後の活動に備えるのです。

昼には交感神経、夜には副交感神経をしっかり働かせる

　自律神経の交感神経系は頑張るときに働き、副交感神経系は休むときに働きます。したがって、昼は交感神経優位に、夜は副交感神経が優位になることが望ましいのです。しかし、うつ病の患者さんでは夜にしっかり休めず、昼は活動量があまり高まらないリズム（サインカーブの振幅が小さいリズム）を示します。夜でも交感神経が過度に働くために、不眠や休息できない状態になります。逆に昼は、リラックスモードの副交感神経が過度に働いてしっかり活動できません。そうなると、夜ぐっすり眠れないという、悪循環になります。毎日、メリハリのある生活リズムを心がけることが、ストレスを軽減させうつ病を遠ざけます。

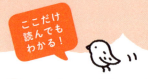

PART 6 の 超 ま と め

- [ ] **不眠はうつに直結**する。
- [ ] よい睡眠がとれていないと、**ダイエットをしてもやせない**体になる。
- [ ] 毎日**起床時刻を一定**にすることが大事。理想は、5時起き。
- [ ] 眠くなるまで寝床には入らない。**必要以上に寝床で過ごさない**。
- [ ] ぬるめのお風呂にゆったり入浴するなど**眠る環境を整える**。
  朝は寝室に太陽光が入るように工夫することが、心地よい目覚めへの近道。
- [ ] **寝酒、寝る前の喫煙**は眠りを浅くし、不眠を招く。
- [ ] 週末の寝だめは避けて、睡眠不足は**平日昼休みの20分間睡眠**で解消する。
- [ ] 一定の睡眠時間をとっているのに、**昼間眠気が強い人**は病気が隠れている可能性がある。専門医のいる**医療機関を早めに受診**する。
- [ ] 睡眠薬の服用は**1日1錠が原則**。多くても2錠まで。
  それ以上は、睡眠薬依存になるリスクがあるので要注意。
- [ ] 「眠れなくてもまあいいか」と**開き直るとリラックスできて眠れる**こともある。
- [ ] 夜心地よい眠りにつくには、昼間はしっかり活動し、夜はしっかり休む。
  メリハリのある生活リズムが大事。

ふろく

心の健康を保つための
ライフスタイル 50 のポイント

「心の健康を保つためのライフスタイル 50 のポイント」は
以下のサイトからダウンロードもできます
https://www.shoeisha.co.jp/book/download/9784798157733

心の健康を保つための**ライフスタイル 50 のポイント**

　心の健康を保つために実践したい生活習慣をまとめました。できることから少しずつ始めて、チェックしていきましょう。

　正しい生活習慣を身につければ、心の病気の回復も早まり再発も防げます。一生の宝物になるので、ぜひ実践してください。

食生活のポイント

1	バランスのよい朝食をしっかり食べましょう。
2	家族や友達と一緒にゆっくり食べましょう（孤食が好きな人はその限りではありません）。
3	夜食は控えましょう。
4	大豆製品、レバー、野菜、魚をよく食べるようにしましょう。
5	全粒穀物を食べるようにしましょう（精白米より玄米）。
6	ご飯は軽く 1 杯にして、おかずを食べましょう。
7	マルチビタミン、ミネラル、ビタミン C、EPA などのサプリメントも活用しましょう。
8	ジュース、コーラなどの精製砂糖の入った清涼飲料水でなく緑茶を飲みましょう。
9	パン・菓子パンや白米は精製砂糖に近いので食べ過ぎに注意しましょう。
10	朝とおやつにヨーグルトや乳酸菌飲料をとりましょう。
11	精神科の薬を飲んでいる人は、アルコールは原則的に禁止です。
12	喫煙はやめるようにしましょう。
13	1 日 1 回以上、歯と歯の隙間にある歯垢（プラーク）をきちんと掃除するデンタルケアをしましょう。

次のページへ続く➡

運動・身体活動のポイント

14	朝、15分以上日光に当たりましょう。外での軽い体操や歩いて通勤などでもOK。
15	30分以上の運動（ウォーキングでもサイクリングでもなんでもいい）を週に4回以上やりましょう。
16	早朝や深夜の運動はしないようにしましょう（起床後1時間後から午後9時までに運動しましょう）。
17	運動したことを毎日記録しましょう。
18	雨が降った日の運動を考えておきましょう。
19	ガーデニングや農作業は理想的な身体活動です。
20	気軽にできるスポーツサークルや公共施設のスポーツ教室に入るのも1つの方法です。
21	普段の生活で「活発な身体活動」を心がけましょう（エスカレーターではなく階段を活用など）。
22	できれば筋トレ（腹筋やスクワット）もやりましょう。
23	運動はやりすぎに注意しましょう。

次のページへ続く➡

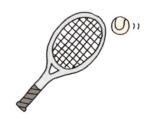

仕事と余暇のポイント

24	残業はできるだけしないようにしましょう（時間より能率を重視）。
25	無理な仕事だと思ったら上司に相談し、最終的には上司の指示に従いましょう。
26	自分を責めたり、失敗や嫌な出来事を反芻（はんすう）したりするのはほどほどに。失敗は成功のもとと考え、チャレンジした自分をほめましょう。
27	仕事中はメールや LINE、Facebook などに時間をとられないようにしましょう。
28	画面を見る作業は 1 時間くらいしたら休みましょう。
29	気分転換に瞑想やストレッチをしましょう。
30	インターネットやゲームにはまらないようにしましょう。
31	仕事以外にも自分の趣味（芸術、運動）を持つようにしましょう。
32	週末などに「ゆる登山」やハイキングをして、日光にあたり、新鮮な空気を吸い、森林浴をしましょう。
33	孤独や運動不足の解消にペットを飼うのも、ときに絶大な効果あり。
34	アロマ、観葉植物、小動物（メダカ、熱帯魚、昆虫など）でプチ癒やし効果を得ましょう。
35	ギャンブルや借金は避けましょう。
36	毎日、日記をつけて、その日に感じたことなどを振り返りましょう。

次のページへ続く➡

睡眠習慣のポイント

37	睡眠は7時間が理想ですが、必要な睡眠は個人それぞれです。
38	毎日同じ時刻に起きて、必要以上に長く寝床で過ごさないようにしましょう。
39	毎日同じリズムで活動するようにしましょう（自分の生活リズムを持つ）。
40	週末の寝だめはしないようにしましょう。
41	寝不足気味の人は短時間（20分間程度）の昼寝を活用しましょう。
42	午後3時以降は眠らないようにしましょう。
43	眠る2時間前くらいにぬるめのお風呂に入り、リラックスしましょう。
44	夜10時以降はパソコンやスマートフォンなどの画面を見るのはやめましょう。
45	寝る前にカフェイン、ニコチンは避けましょう。
46	寝る少し前から部屋を暗くしましょう。
47	アルコールは適量に。寝酒はやめましょう。
48	太陽光の入る部屋で寝ると自然に起きられます。
49	いびきの強い人は、睡眠時無呼吸症候群に注意しましょう。
50	睡眠薬を使いすぎないようにしましょう（1日1錠が原則）。

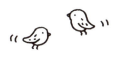

［著者プロフィール］

功刀 浩（くぬぎ・ひろし）

現職：国立研究開発法人 国立精神・神経医療研究センター 神経研究所 疾病研究第三部・部長
医学博士、精神保健指定医、日本精神神経学会指導医、日本臨床栄養学会指導医。1986年東京大学医学部卒。
1994年ロンドン大学精神医学研究所にて研究。1998年帝京大学医学部精神科学教室講師を経て、2002年より現職。
早稲田大学、山梨大学客員教授、東京医科歯科大学、東北大学連携教授を兼務。日本生物学的精神医学会副理事長、
日本統合失調症学会評議員、日本栄養・食糧学会代議員などを務める。『読めば気持ちがす〜っと軽くなる 本人・
家族に優しい統合失調症のお話 ココロの健康シリーズ』（監修／翔泳社）、『こころに効く精神栄養学』（女子栄養
大学出版部）、『はじめの一歩 うつ病の毎日ごはん』（共著／女子栄養大学出版部）、『研修医・コメディカルのため
の精神疾患の薬物療法講義』（編著／金剛出版）、『精神疾患の脳科学講義』（金剛出版）、『図解 やさしくわかる統合
失調症』(ナツメ社)など多数、著書、監修書を上梓している。英文原著論文は350報以上。

執筆協力	中出三重（株式会社 エム・シー・プレス）
装丁・本文デザイン	白畠かおり
本文DTP	平野直子（株式会社 デザインキューブ）
カバー・本文イラスト	ユカワアキコ

心の病を治す
食事・運動・睡眠の整え方
ココロの健康シリーズ

2019 年 1 月16日　初版第1刷発行
2022 年12月10日　初版第2刷発行

著　　者	功刀 浩
発行人	佐々木 幹夫
発行所	株式会社 翔泳社（https://www.shoeisha.co.jp）
印刷・製本	株式会社 広済堂ネクスト

Ⓒ2019 Hiroshi Kunugi

本書は著作権法上の保護を受けています。本書の一部または全部について（ソフトウェアおよびプログラムを含む）、株式会社
翔泳社から文書による許諾を得ずに、いかなる方法においても無断で複写、複製することは禁じられています。
本書へのお問い合わせについては、002ページに記載の内容をお読みください。
造本には細心の注意を払っておりますが、万一、乱丁（ページの順序違い）や落丁（ページの抜け）がございましたら、お取り
替えいたします。03-5362-3705までご連絡ください。

ISBN978-4-7981-5773-3　　　　　　　　　　　　　　　　　　　　　　　　　　　　　　Printed in Japan